リセットダイエット

覚悟を決めて1週間！

RESET DIET

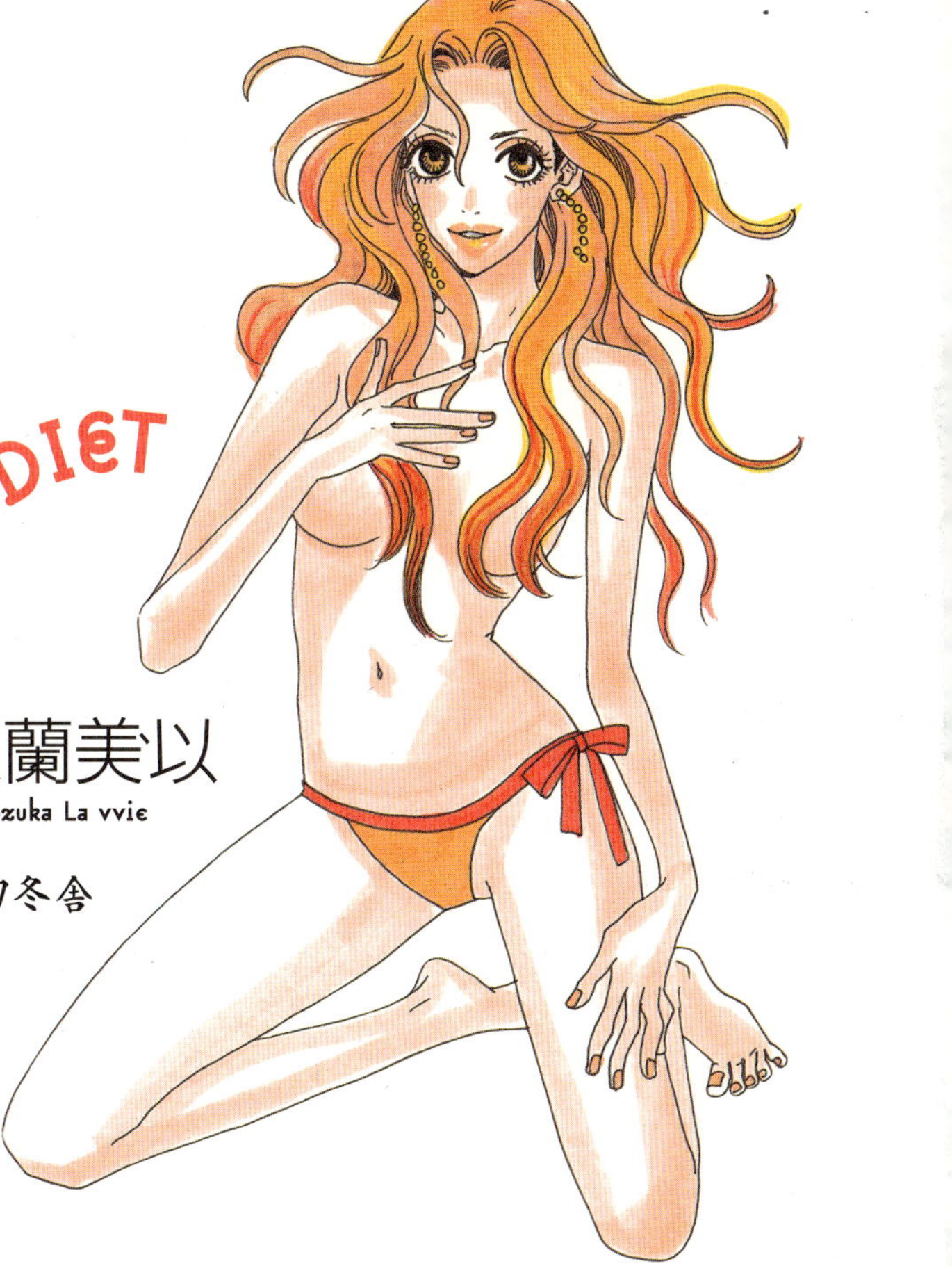

篠塚蘭美以
Shinozuka La vvie

幻冬舎

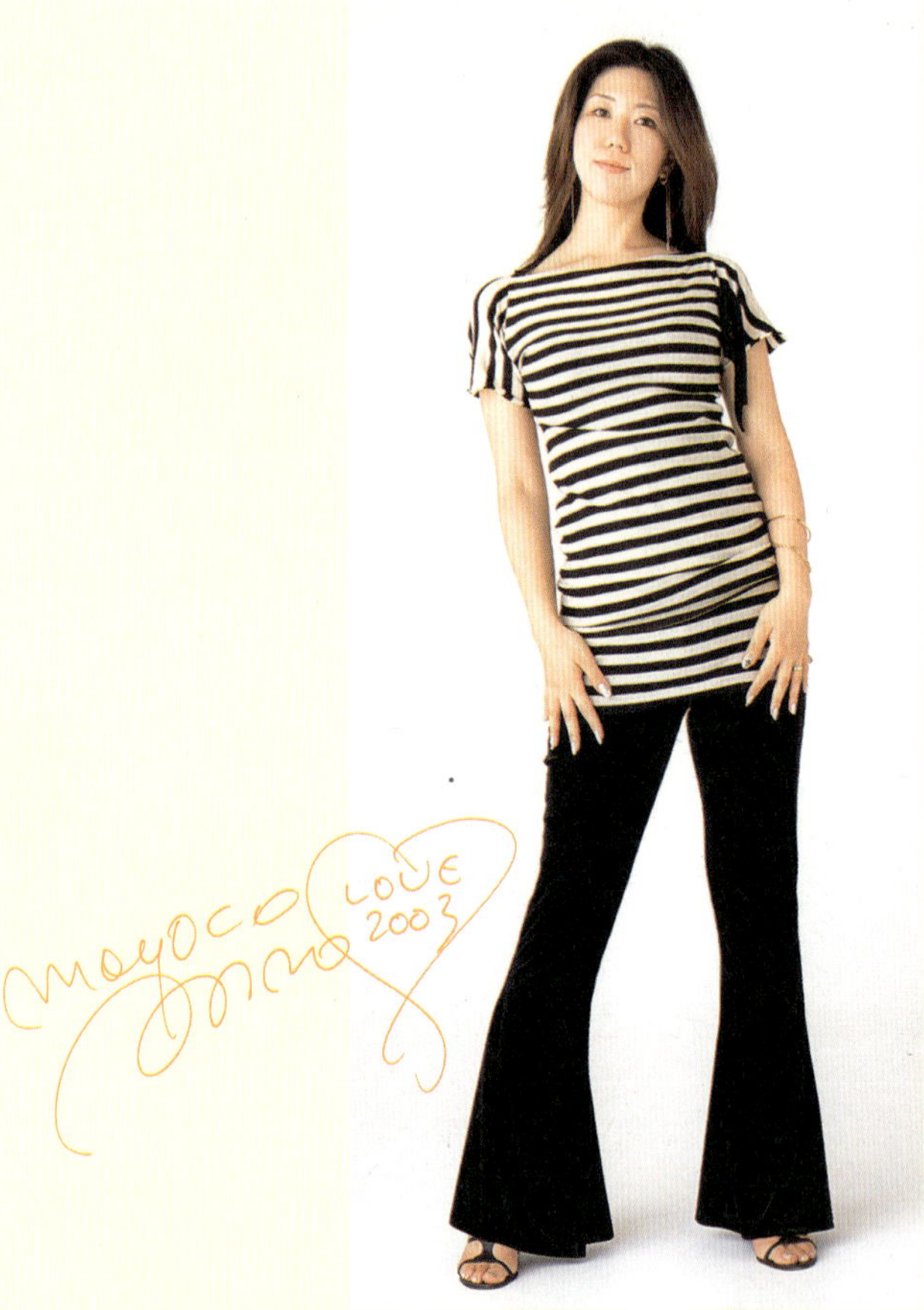

おすすめします
Anno
Moyoco

安野モヨコ｜このダイエットをおすすめします

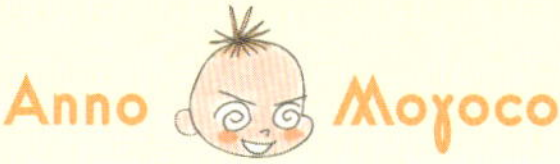

このダイエットをおすすめします

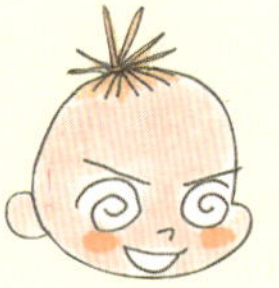

私が「リセットダイエット」を始めたのは、三十歳を目前にして、自分史上、もっとも太っていた頃でした（いちばん痩せていた頃から比べると、かるーく15キロはオーバー！）。

彼氏とも別れるわ、仕事の**ストレスで過呼吸にもなる**わ、と最悪の状態。サプリメントを使ったり、単品ダイエットをしてなんとか3キロくらいは痩せるものの、またすぐにリバウンドして、デブゾーンを抜け出せずにいたんです。

「忙しいから、しばらくダイエットは無理なんだ……」そんな、あきらめにも似た気持ちでいた頃に、篠塚さんと出会い、このダイエットを知りました。

これまでのダイエット理論を打ち破ってくれる、篠塚さんのシンプルかつ説得力のある説明。「**絶対、痩せられます**」という力強い励ましはもちろんですが、私がもっともひかれたのは、その方法の**簡単さ！**

材料は近所のスーパーに行けばそろうものばかり。特別な技術もいらないし、ナゾの薬とかも使わないし。話を聞いた日の夜にはもう、リセットダイエットを始めていました。結果は**1週間にマイナス5キロ**。細かいところまで忠実にこのダイエット法を守ったら、サクサクッと1日1キロ単位で減っていって……。1週間が終わる頃にはダイエットすることがはじめて面白いなと思えるようになっていた。

おすすめします
Anno Moyoco

もっと、キレイになりたい、細くなりたい。そんな前向きな気持ちが生まれて、さらに2、3キロ減らしました。それは不思議な感覚でした。普通のダイエットって「あれも食べちゃいけない、これも食べちゃいけない」の八方塞がりで、**減量中のボクサーのような根性**を要求されるのに、このダイエットは大好きな肉や魚やお野菜を好きなだけ食べられるから、**ひもじさゼロ**。

シンプルに体にいいものを食べたせいか、痩せるだけじゃなく、代謝がよくなって肌がつるつる、頭の中もクリアになって鬱状態も改善、舌の感覚がリセットされて食べ物が美味しくなる、という数えきれないほどのメリットがありました。そして、何よりもダイエットをやりぬいて成功したということで自信が持てて、毎日が楽しくなりました。舌の感覚だけでなく、**人生までリセットされた思いです**。「肉5キロ」とはいえ、やっぱり女の人にとってはすごくおっきいことなんですよね。

私が痩せた当時、すぐに自分が連載している雑誌の中でこのダイエットを紹介したのは、私と同じようにデブで苦しんでいて、ダイエットも失敗つづきで、「なんとかしたいけどなんともならない！」って悪循環に陥ってる人に、早くこの方法を知ってもらいたかったからでした。ひとりでも多くのキレイになりたい女子に、シンプルで健康的な、この「**リセットダイエット**」が届くといいなと思います。

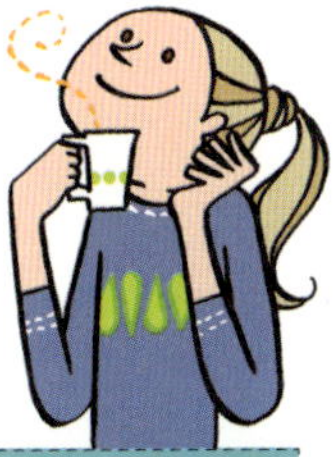

もくじ
Contents

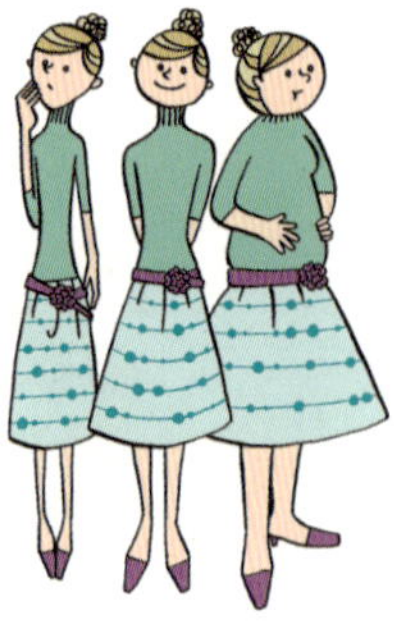

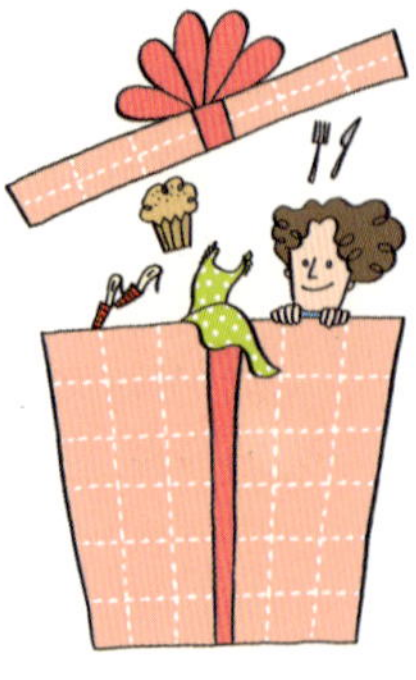

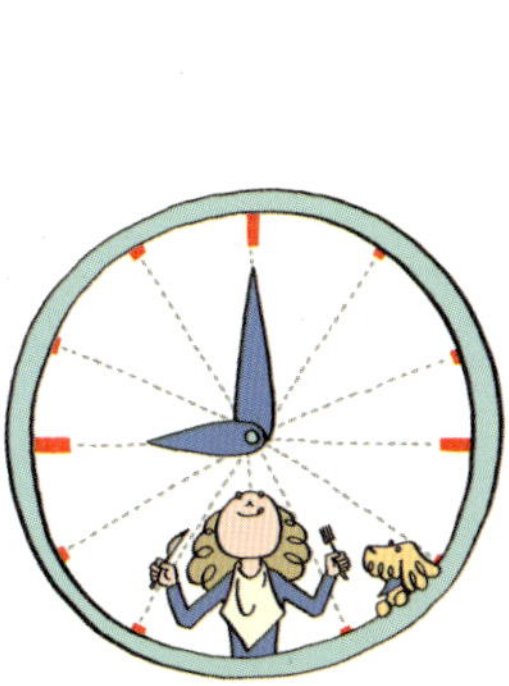

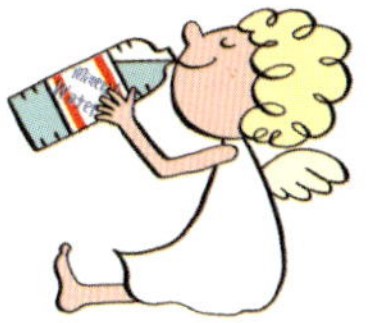

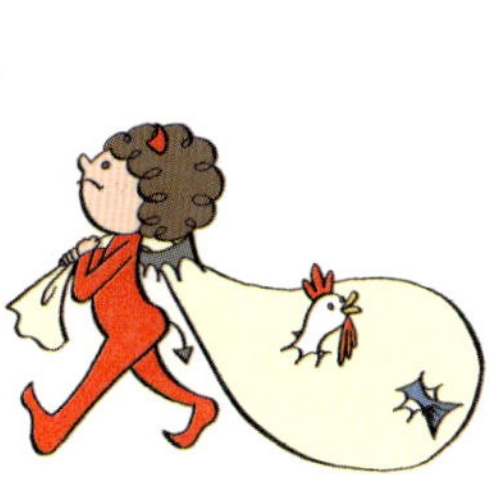

LESSON 5 覚悟はできましたか？ いよいよリセットダイエットのスタートです！

LESSON 6 ズルしちゃダメ！

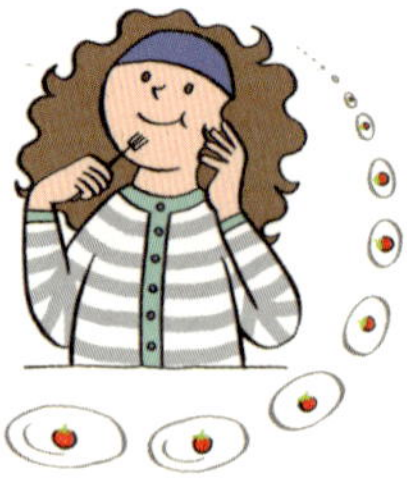

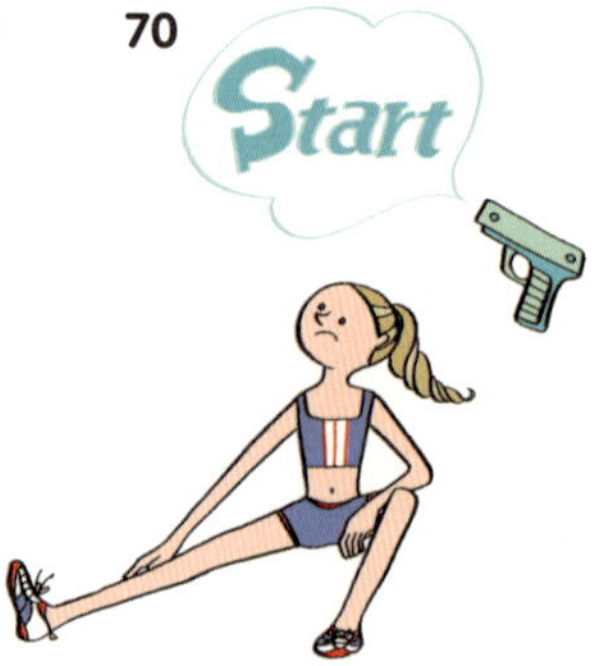

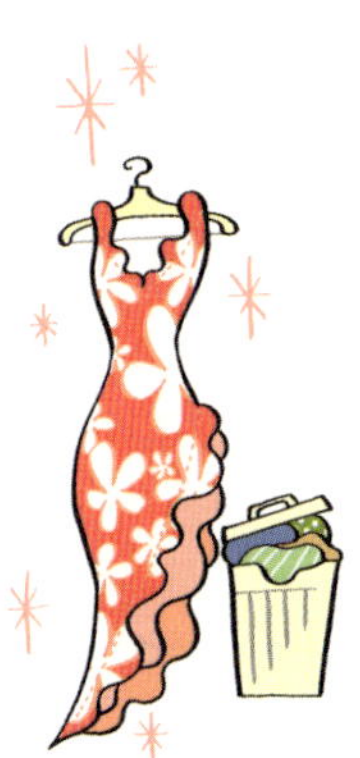

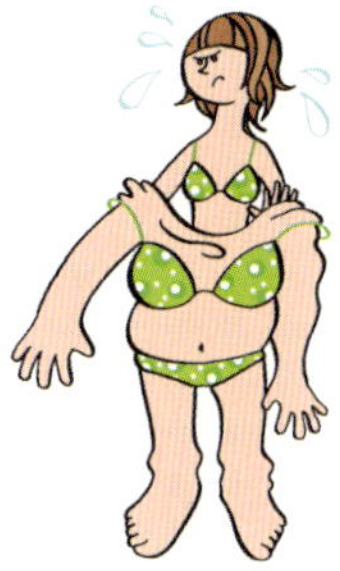

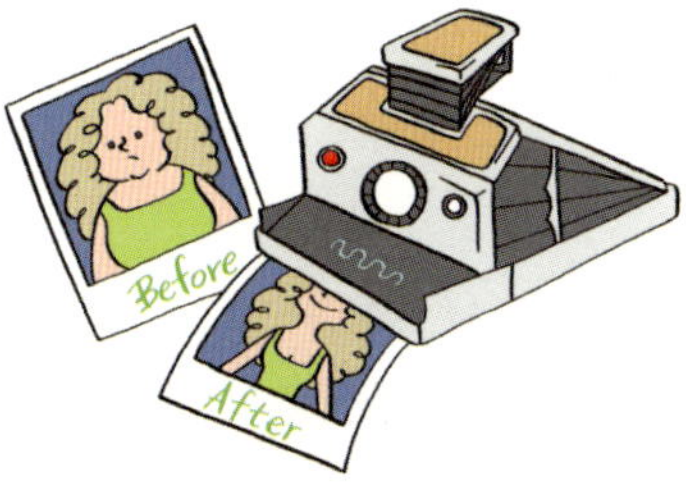
Before
After

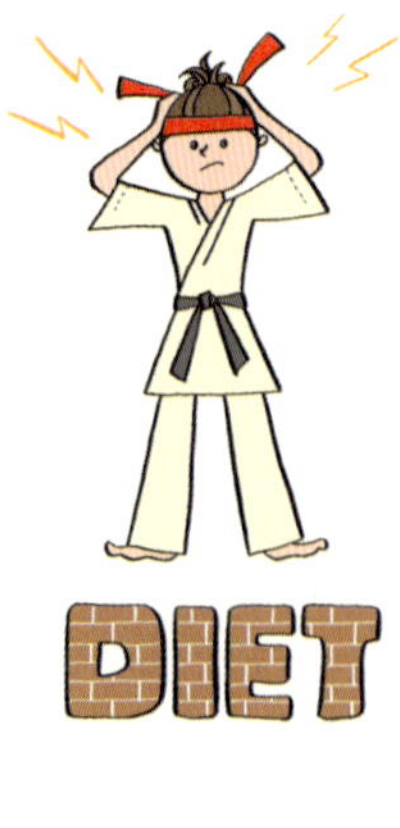
DIET

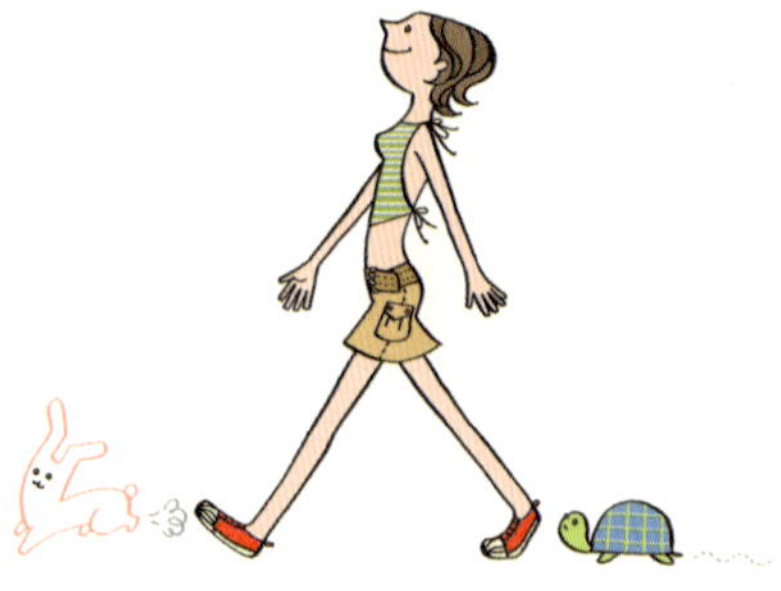

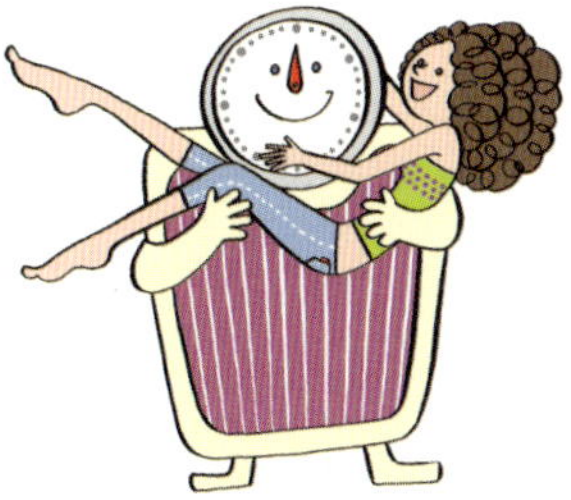

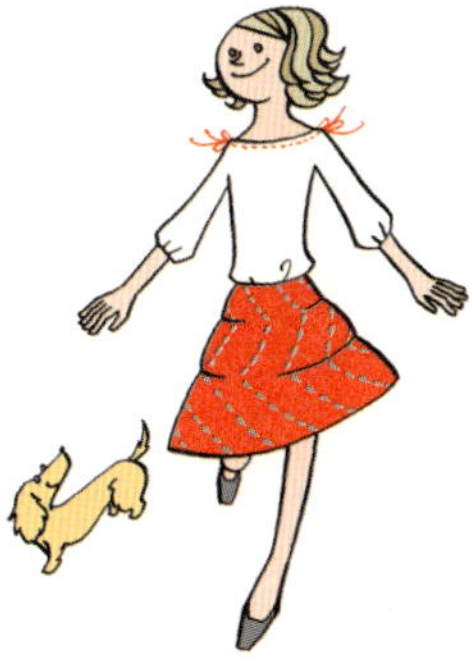

はじめに
Shinozuka La vvie

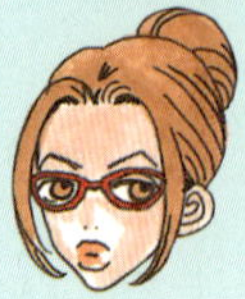

私が本を書くきっかけとなったのは、安野モヨコさんがこのダイエットプログラムを実行し、1週間で5キロの減量に成功されて、そのことをエッセイの中で取り上げてくださったことからでした。

日本全国から**問い合わせが殺到**し、あまりの反響の大きさに驚き、なんとかこのダイエットプログラムを、多くの方に知っていただくことはできないかと考えたのです。美容の仕事に携わってきて実感するのは、どんな人も自分の容姿・肌質・体質に、なんらかのコンプレックスを抱えているということです。

しかし、さまざまな悩みはあれど、「太っている」ということは**克服できるコンプレックス**なのです。痩せたら、大変身できるのです。

とはいうものの、痩身はエステメニューのなかでもいちばん難しいもの。お肌のトラブルは、おまかせいただくことで、効果的なフェイシャルをほどこし、かなりの効果が期待できます。

しかし痩身に関しては、いくらおまかせいただいても、ご本人の気持ち次第で成功と失敗が大きく分かれてしまいます。はじめにはっきりと言っておきましょう。「ダイエットとは大変！」なことです。

このダイエット法はすっごく簡単！　私のエステサロンに通っていただく必要なん

はじめに

て**全然ありません**よ。みなさんがご自宅で、ラクラクと挑戦することができます。実行した方々の感想は、「意外とカンタンだった」「そんなにつらくなかった」「体重計に乗るのが楽しみなくらい、体重がサクサク減った」などなどです。

今まで何度もダイエットに失敗していたのがウソのように楽に減量できます。ぜひ試してみてください。

この本の正しい活用法ですが、1週間のリセットダイエット期間中は、Lesson 1～7を繰り返し繰り返し、必要な項目を何度でも読んでください。そして2週目以降は、Lesson 8～11を大いに活用してください。ダイエット成功後の体重コントロールの方法と、より早くあなたの理想体重となるためのポイントがつまっています。

やる気モードになりましたか？ それでは、リセットの第一段階として、まずは次ページの表で、今までのダイエットの問題点を洗い直してみませんか。答えは27ページにあります。でも、いきなり読んだりしないでくださいね。きちんとLesson 1から順番に読んでいきましょう。

最後にもう一度繰り返します。さまざまな悩みはあれど、「太っている」ということは克服できるコンプレックスです。みなさん、このことを忘れないでくださいね！

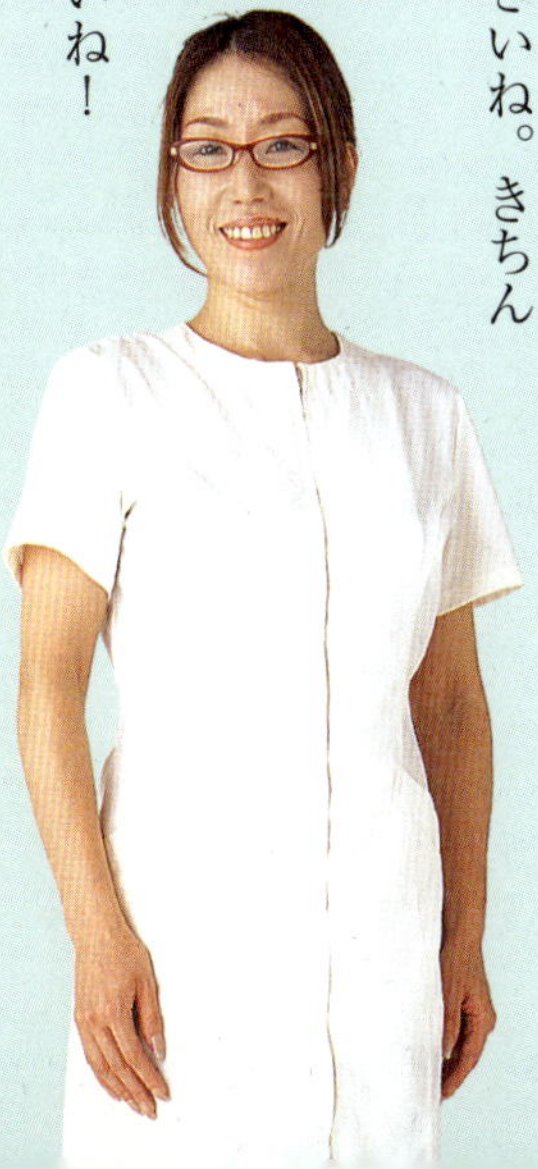

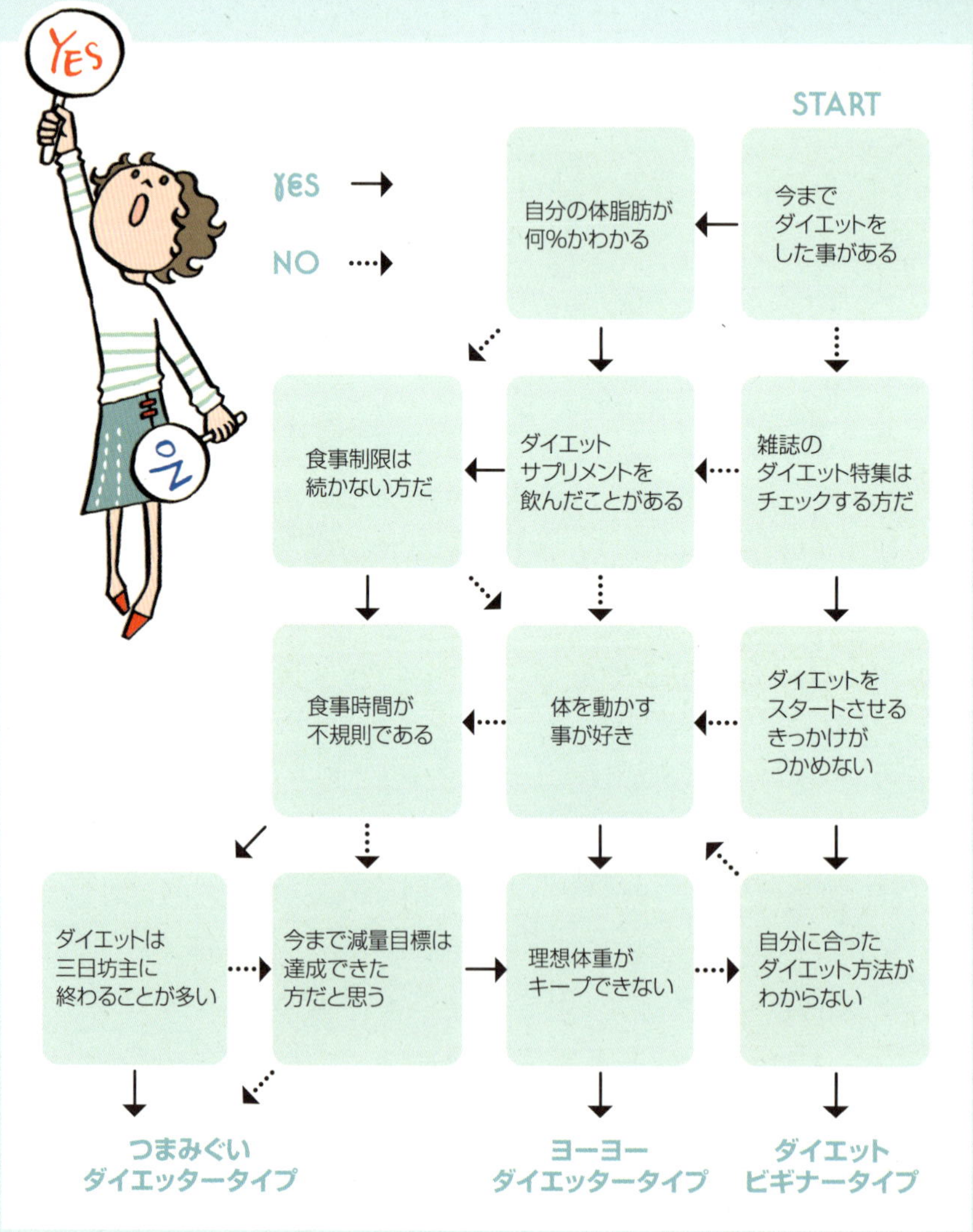
YES
NO
YES →
NO ⋯→
START
今まで
ダイエットを
した事がある
自分の体脂肪が
何%かわかる
雑誌の
ダイエット特集は
チェックする方だ
ダイエット
サプリメントを
飲んだことがある
食事制限は
続かない方だ
ダイエットを
スタートさせる
きっかけが
つかめない
体を動かす
事が好き
食事時間が
不規則である
ダイエットは
三日坊主に
終わることが多い
今まで減量目標は
達成できた
方だと思う
理想体重が
キープできない
自分に合った
ダイエット方法が
わからない
つまみぐい
ダイエッタータイプ
ヨーヨー
ダイエッタータイプ
ダイエット
ビギナータイプ

LESSON 1

痩せるってステキ！

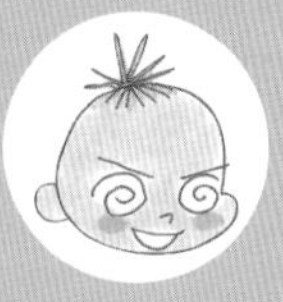

痩せたらね、いろんなコトが自由になるのですが、
いちばん大きいのはオシャレ。「可愛い！」と思った洋服を
何のためらいもなく、試着室に持っていける（笑）。
サイズが合うか合わないかで洋服を選ぶのではなく、
好きだから洋服を選べるのは、女として大きいと思う。

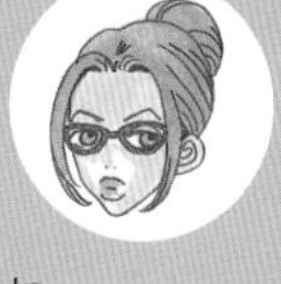

私も同感！　痩せたら世界が広がります。
その中でもオシャレを楽しめるって
ポイント大！　気に入った洋服はどれも
着こなせるって、自分に自信が出るんですよね。
自信＝スタンバイOK！　って感じかな？

どうして痩せたいのか、目的を明確にしましょう。

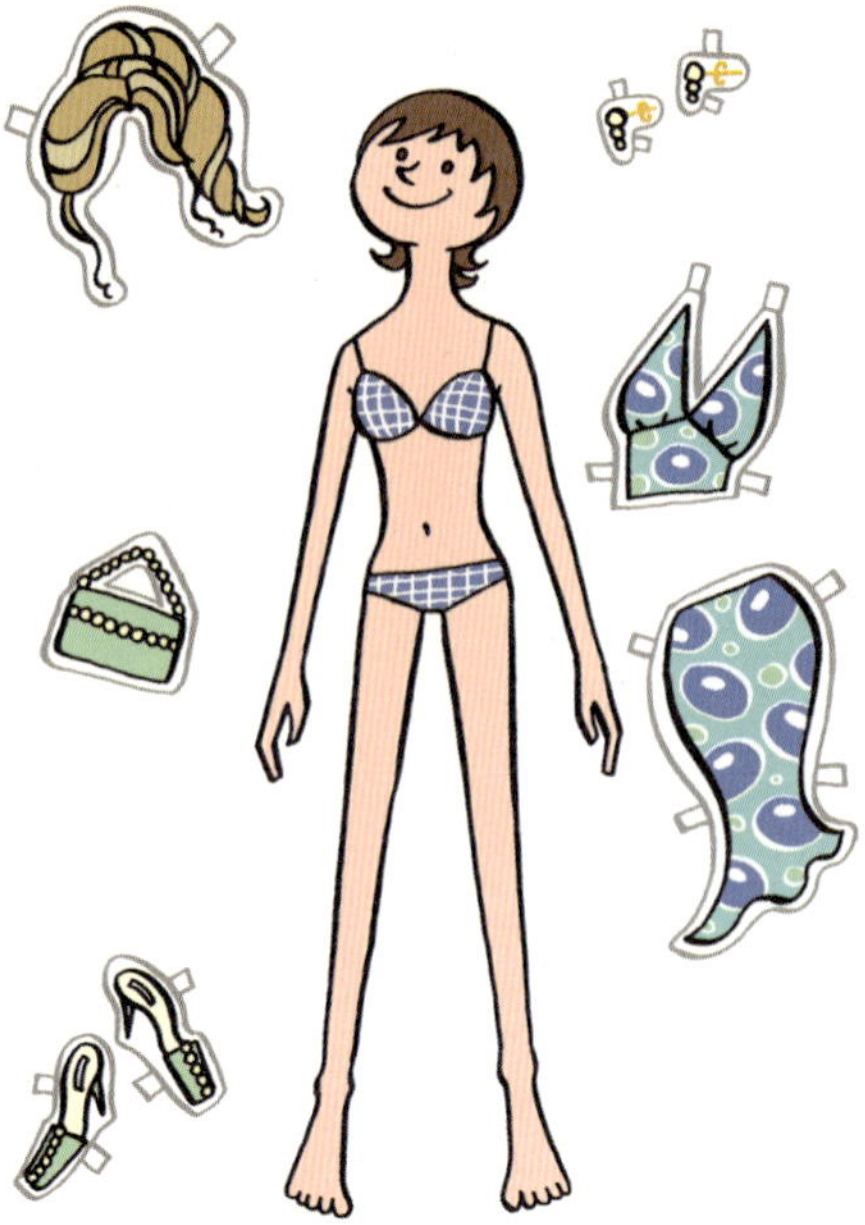

Q

痩せると、どんなメリットがあるんでしょうか？

A

いっぱいあります。なかでも最大のメリットは、自分に自信が持てることでしょう。

なぜ痩せたいのですか？

もし、あなたがこう質問されたら何と答えますか。

ズバリ「**もっとキレイになりたいから！**」ですよね。もっとキレイに、もっとステキにと、さらなる美の追求は自分を磨き続けるうえでとても大切です。

そして、いざダイエットをスタートするなら、目的は明確であればあるほど、やる気をアップさせ成功率を高めるのです。

それでは、まずは痩せることで得られるメリットを考えてみましょう。

★**好きなファッションを自由に楽しめる**▼サイズを気にせず、着たい洋服が選べる。
★**髪型やメイクで冒険できる**▼流行の髪型やメイクでイメージチェンジも。
★**体が健康になる**▼肥満はいろいろな病気を引き起こす原因、健康上も大問題です。
★**気持ちが前向きに明るくなる**▼痩せると、行動力もチャレンジ精神も増します。
★**外食など、お食事が楽しめるようになる**▼外食＝後悔から早く脱出しましょう。

私が考えるもっとも大きいメリットは、**自分に自信が持てること**だと思います。あなたの痩せる目的を、22ページのダイエットカルテに書いてみましょう！

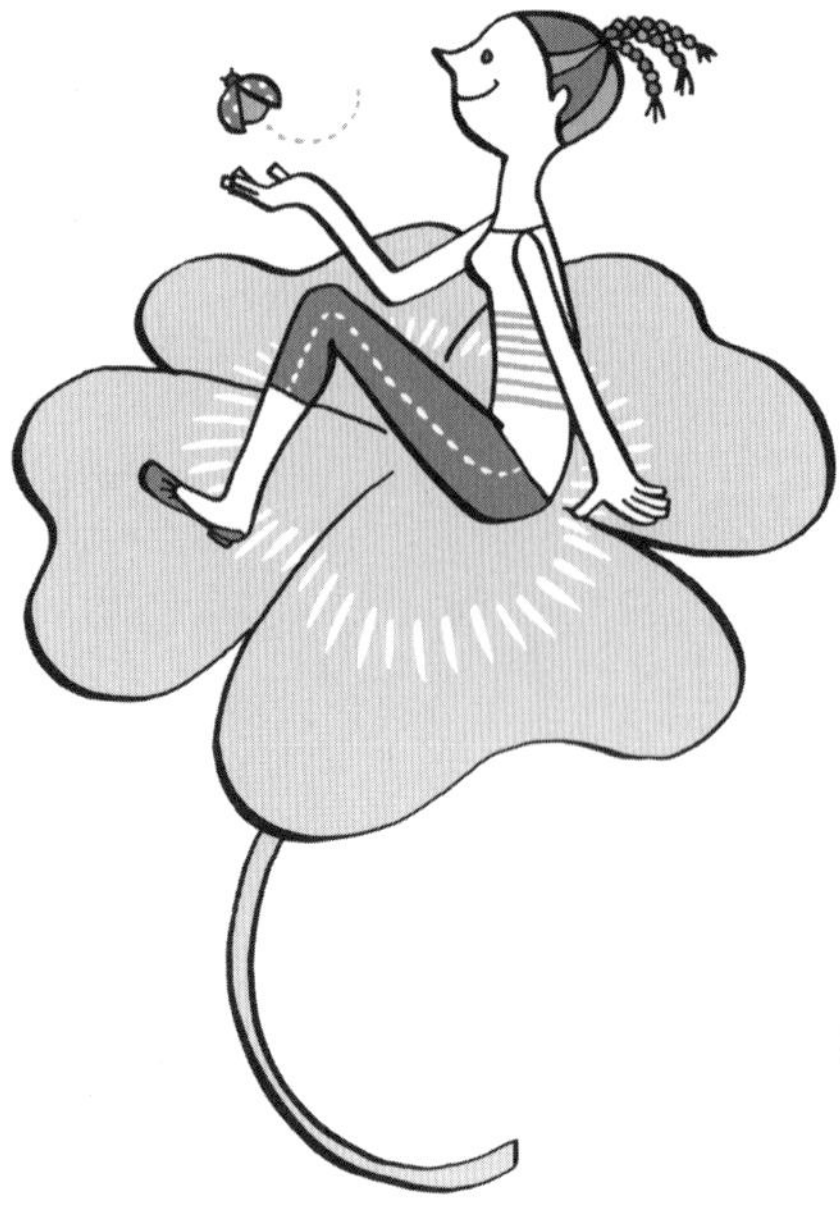

Q

痩せたら、人生をもっと
楽しめるんでしょうか？

A

いつでも自分に
ゴーサインが出せて、
何事も積極的に。
もっともっと
世界が広がりますよ。

これは私の持論ですが、理想体重を保つことは、人生の**幸せの80%は手に入れた**ようなものだと思っています。おおげさでしょうか? しかし、これまで多くのダイエット成功者をまの当たりにしてきて、そんなことはないと、ますます確信を強めています。

ただ、誤解のないように付け加えますと、「痩せてさえいればいい」というわけでは決してありません。自分がベストだと思う体重は異なりますし、自分が満足し納得しているのであればいいのです。**答えはあなたの中にあります。**

あなたは今の自分にOKを出せますか? 理想体重にたどりついていないことで、人生の中であきらめていることがどれだけあるか考えてみましょう。

ファッション、恋愛、遊び、仕事……**「痩せたらいつかチャレンジしよう」**と思っていることって、実は、たくさんあるのではないでしょうか。

キレイに痩せて大変身。それをキッカケに、いつか……と思っていたことも積極的に楽しめて、どんどんあなたの世界は広がっていく。それに、「キレイになった」とほめられることも多くなるでしょう。賛美の言葉は美しさを育てるスパイスです。やっぱり、痩せるってステキ! 「幸せの80%」といっても過言ではないでしょう。

さあ、22ページのダイエットカルテに、あなたの理想体重を書き込んでみましょう。

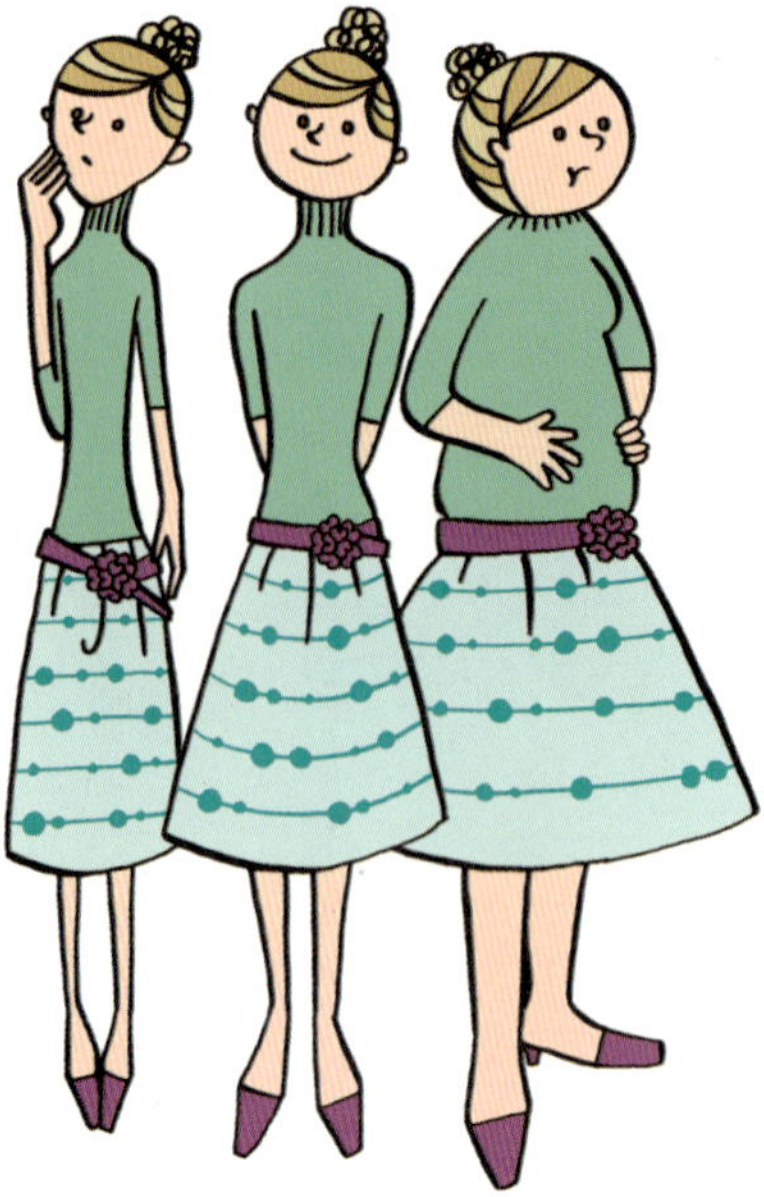

Q

それでも理想体重の
決め方がわかりません。

A

**標準体重を
ひとつの目安にしながら、
自分自身にOKを出せる
体重を探してみましょう。**

理想体重とは、自分が**心身ともに心地よいと感じられる体重**のことです。それはとても感覚的なものですから、一概に数値だけで測れるものではありません。

前項でも言いましたが、理想体重の基準は自分にＯＫを出せて、自分に自信を持てるかどうかです。ただし、いくらあなた自身がよくても周囲から見て違和感を覚えるような体重（痩せすぎや太りすぎ）は健康的にもよくないですよね。

理想体重とは**あくまでも健康的である**ことが前提だということを忘れないでくださいね。それでは、客観的な視点を持つために、一般的な標準体重の目安をＷＨＯ（世界保健機関）が定めるＢＭＩ値と、体脂肪を測って、22ページのダイエットカルテに書いてみましょう。

BMI値＝体重kg÷身長m÷身長m

18.5未満＝痩せ気味

18.5〜25未満＝標準体重

25以上＝肥満

注）「身長m」とは、たとえば身長が158cmの場合は1.58mとなります。

体脂肪の目安

	適正範囲		肥満
	30才未満	30才以上	
男性	**14〜20%**	**17〜23%**	**25%以上**
女性	**17〜24%**	**20〜27%**	**30%以上**

RESET DIET | ダイエットカルテ 1

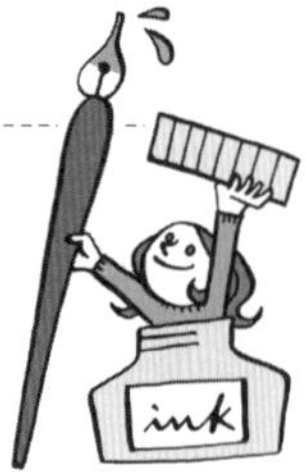

あなたの痩せる目的は何ですか、
とりあえず3つ書いてみませんか?

1.

2.

3.

理想体重とは、あなたが自分にGOサインを出せる体重のことです。さて何キロですか?

わたしの理想体重は

＿＿＿＿＿ キロです。

あなたのBMI値、体脂肪率を
書き出しておきましょう。

BMI値 ＿＿＿＿＿

体脂肪率 ＿＿＿＿＿%

LESSON 2

ダイエットをする前にまずは気持ちの切り替えが大事

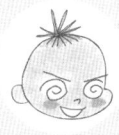

"美"はあきらめなければ、必ずついてくるもの。
単品ダイエットの反動でリバウンドしたことも、
エクササイズが続かなかったことも(私のこと)、
過去は関係ないの。今度こそ、と思えば。

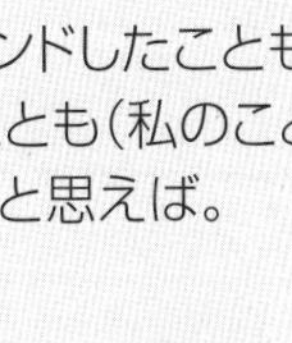

そう!　過去の失敗なんてカンケーないの。
「痩せる!」と強く願うと叶うのよ。
今度も無理かも?　ダメかも?　なんて、
自分で自分にダメ出ししてはイケマセン!
ダイエットの邪魔をしているのはあなた自身?

ダイエットの邪魔をしているのは、あなた自身かもしれません。

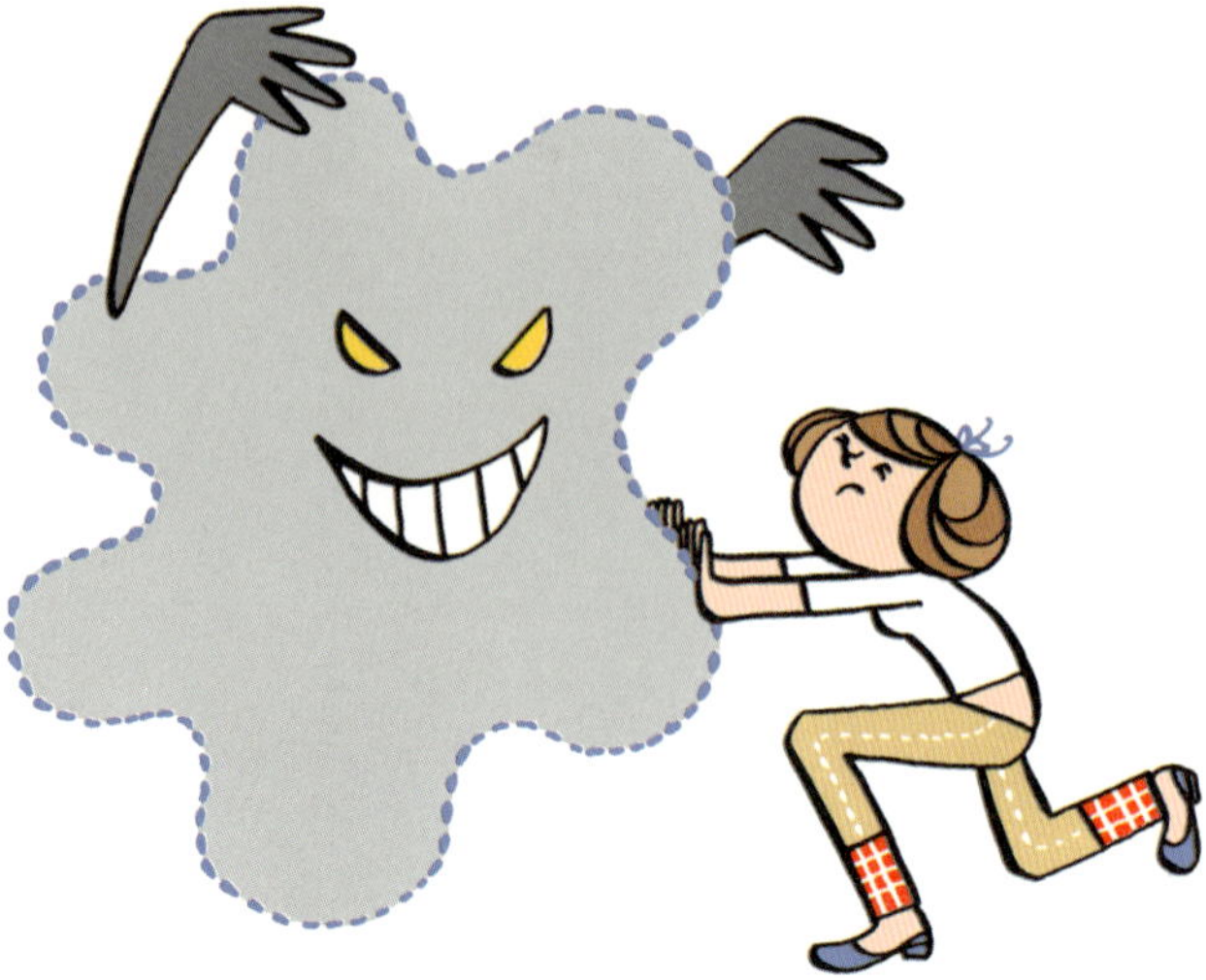

Q

本当に痩せられるのかなぁ？

A

そう思って
ダイエットをしたら、
痩せられるはずが
ありません。

LESSON 2「ダイエットをする前にまずは気持ちの切り替えが大事」

ダイエットを始める前に、忘れてはいけない大切なことがふたつあります。

この章では、そのうちのひとつ、**メンタル面**についてです。

あなたは、今までの失敗から「今回もどうせ痩せられないんだ！」というふうに、心のどこかでダイエットを否定していないでしょうか。

私は、多くのダイエット希望者のカウンセリングをしてきて、そんなマイナス思考の思い込みにとらわれている人が本当に多いなぁと感じています。痩せたいと願いながらも、「多分無理ですよね」「痩せないと思うんです」など、これはまだ序の口で、中には「私、絶対に痩せないですから」と断言する方までいます。

「また失敗するかも……」と思いながらダイエットすることは、最初から**「やっぱり今回も失敗しちゃった！」という言い訳**を用意しているようなものです。

自分が痩せたいと思ってダイエットを行なうという意識。それを強く持たなければいけません。ダイエットをなるべく効率よく成功させるためには、マイナス思考の思い込みは邪魔になるだけです。

では、なぜネガティブな思い込みを持つようになってしまったのでしょうか。次の項では、14ページでやってもらった〈YES・NO〉表をもとに、問題点を考え直してみましょう。

なぜ成功しなかったの？　今までのダイエットの問題点を洗い直しましょう。

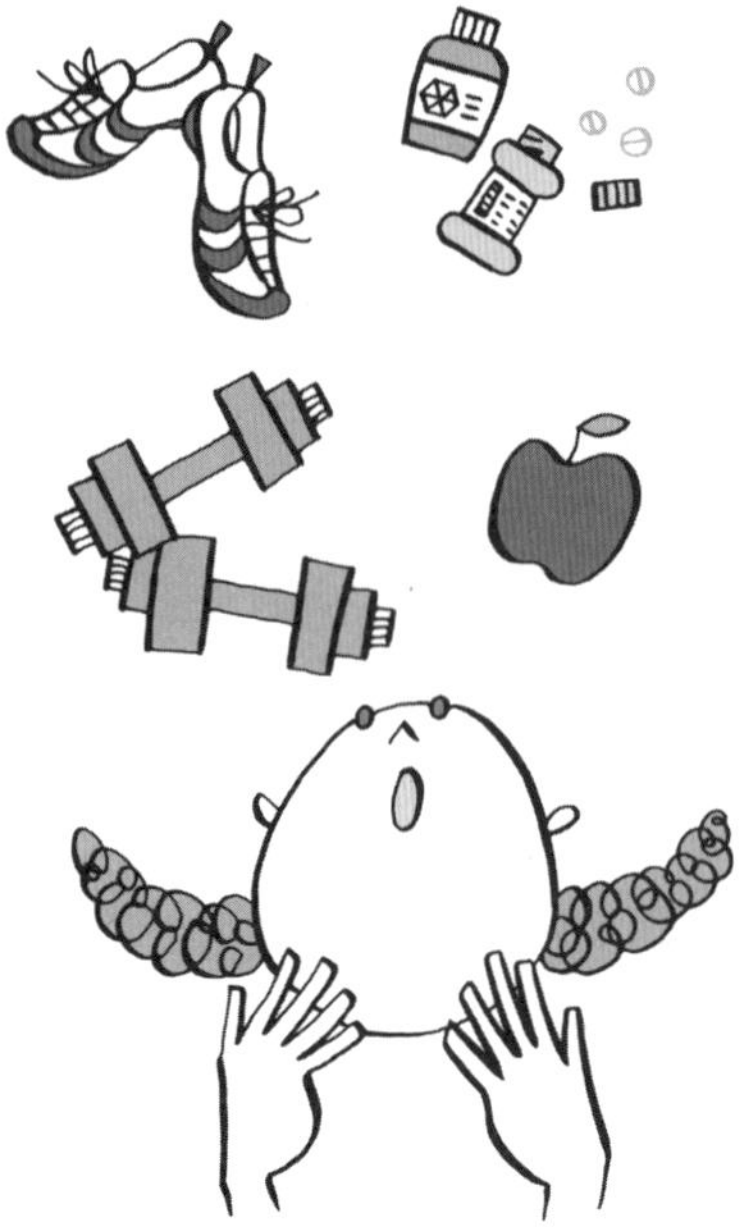

Q

どうして今まで、
ダイエットに
失敗したんでしょう？

A

原因はただひとつ。
自分に合った
ダイエット法を
選んでいないからです。

では、今までのダイエットが失敗した原因を探ってみましょう。14ページの表で、あなたはどのタイプになりましたか？　ダイエット成功の参考にしてくださいね。

ダイエットビギナータイプ

実際のダイエットチャレンジ経験が少ない方です。どの方法を試そうか迷っていて、いつかダイエットをしようと思っているだけなのでは？　これだと思う方法を決めたら、思い切ってチャレンジしてみましょう。

ヨーヨーダイエッタータイプ

ダイエットにチャレンジして、目標達成に近いところまでは行く人。もしくは目標に届いても体重キープが難しくリバウンド。また別のダイエットにチャレンジ……をヨーヨーのように何度も繰り返している方です。ダイエット成功後の体重コントロールの方法を身につけることが大事なポイントです。

つまみぐいダイエッタータイプ

いろんなダイエットをつまみ食いして、どのダイエットも長続きしないタイプの人。まず、自分の生活や性格を見つめ直し、なぜ続けられないのか、本当に自分ができる範囲なのか、考えてみましょう。そして、三日坊主であきらめず、ダイエット効果が実感できるまで頑張ってみましょう。

痩せたら何をするか、ワクワクするご褒美を用意しましょう。

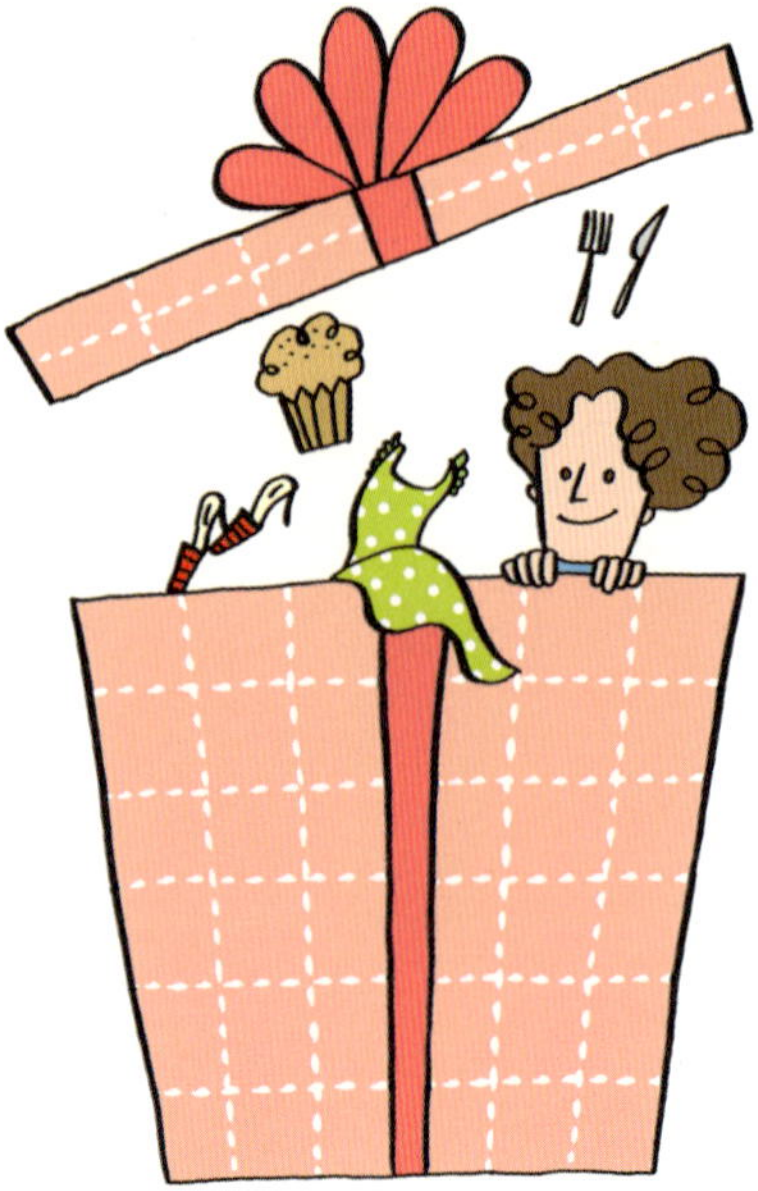

Q

ダイエットを楽しく乗り切るコツはありますか?

A

頑張った自分にご褒美を設定すると、ゴール達成も楽しみになりますよ！

失敗するかもなんて、ネガティブな思い込みは、ここできっぱりさようなら〜。「必ず痩せる！」とプラス思考で、強く願ってダイエットに臨めば、自律神経も整って、ストレスも軽減、ホルモンのバランスもよくなるなどなど、体もあなたの気持ちに応えてくれて、早く目標に近づくのです。

とはいえ、今までの食習慣を変えて、減量のための食事を実行するわけですから、時にはツラく、思うように体重が落ちなくて、「きーぃ！」とイライラすることもあるでしょう。

ダイエット中に気分が落ち込むことは誰だってあるのです。

そこで、楽しく乗り切るためにも、痩せたらどんなことをしたいかイメージしたり、自分へのご褒美を考えてみましょう。ずっと着てみたかった洋服や新しい靴も買っちゃおう（この時点でホントに買っちゃうのもＯＫ！）、気になる彼をデートに誘ってみようかな、話題のレストランにも行きたい、スィーツも食べたい……などなど。

また、大幅に減量したい人は、５キロ減量ごとにプチご褒美を設定しておくのもいいですね。気がついたら、「20何キロ減」なんて大記録も達成できているかもしれません。

さあ、あなた自身に贈る**とびきりのご褒美**を３つ、72ページのダイエットカルテに書き込んでみましょう。

Reset DIET | ダイエットカルテ 2

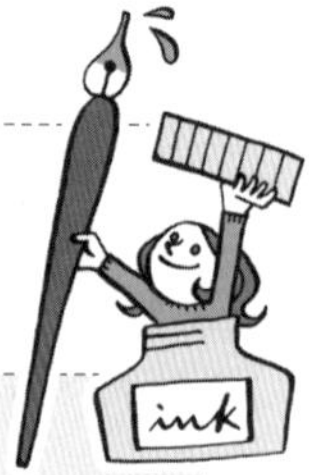

今のあなたの姿を写真に撮って貼っておきましょう。
これからのあなたに、やる気を与えてくれます。

人間関係のストレス、失恋、孤独……。でも、あなたは負けることなく、今までよく頑張ってきました。いろいろな原因で太ってしまったあなたを、まずはあなた自身がいたわってあげてください。そして、痩せるためのステップを歩みだしましょう。

LESSON 3

ヘンな思い込みはNG！

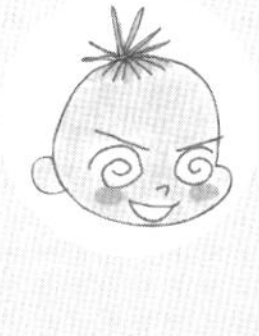

仕事で徹夜が続けば、スタミナ補給を言い訳に
そりゃー、ガッチリ食べました！
カツ丼、ケーキ、チョコレート……
炭水化物＋油の最強コンビのオンパレード。
胃は24時間フル稼働、逆に疲れるというのにね。

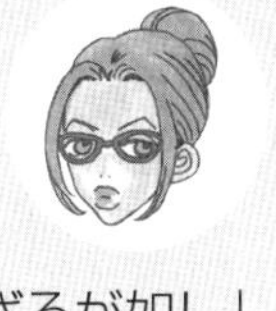

食べすぎも食べなさすぎも、
どっちもNG！　なんです。
胃に負担はかかるし、ストレスはたまるし、
体がSOSを発してる……「過ぎたるは及ばざるが如し」
う～ん、昔の人はいいこと言うわね～。

体脂肪を落とさなければ意味がありません。

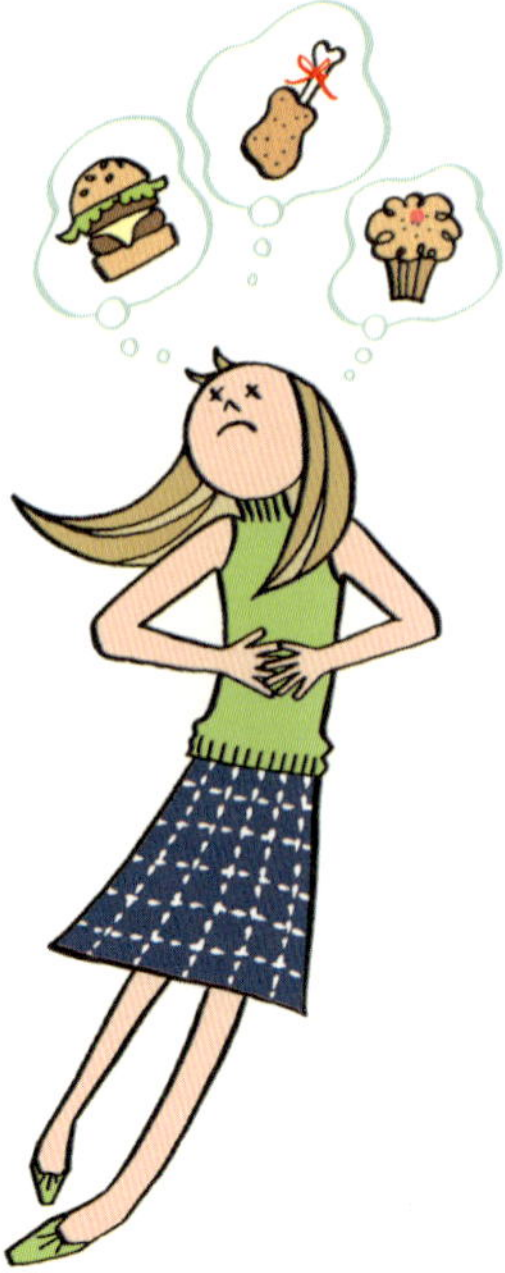

Q
食べなければ
痩せるんですよね？

A
それだと
筋肉が痩せるだけ。
肝心の脂肪は
減らないんです。

もうひとつ大切なことは、お食事のとり方の間違った思い込みです。

もっとも多い思い込みが「食べなければ痩せる」という危険な考え方。健康的に美しく痩せることは、単に体重を減らすだけでなく、**余分な体脂肪を減らすこと**にあります。脂肪を効率よく燃焼させるには、たんぱく質やビタミン、ミネラルなどの栄養素をバランスよく摂取することが必要なのです。

ひたすら食べないダイエットや、お食事抜きで1日にポテトチップス1袋とか、アイスクリームやケーキがご飯代わり、なんて勘違いなことをしていると、脂肪を燃焼させるために必要な栄養素が、摂取できなくなります。

肝心の体脂肪は減らず、落ちたのは**筋肉、水分、それと胃の中がカラッポ**なぶんくらいです。

こんなダイエットのやり方では、体は防衛本能を働かせ、ちょっとの食べ物でもしっかりと吸収。筋肉量が落ちたため基礎代謝は減り、食べないのに痩せない、だからますます食べない、と悪循環に。

ひどくなると摂食障害になる人だって少なくはありません。間違ったダイエットが、この病気の大きなきっかけとなっていることも事実なのです。食べて痩せられる健康的なダイエット法を覚えましょうね。

たくさん食べないと体に悪いという間違った思い込み。

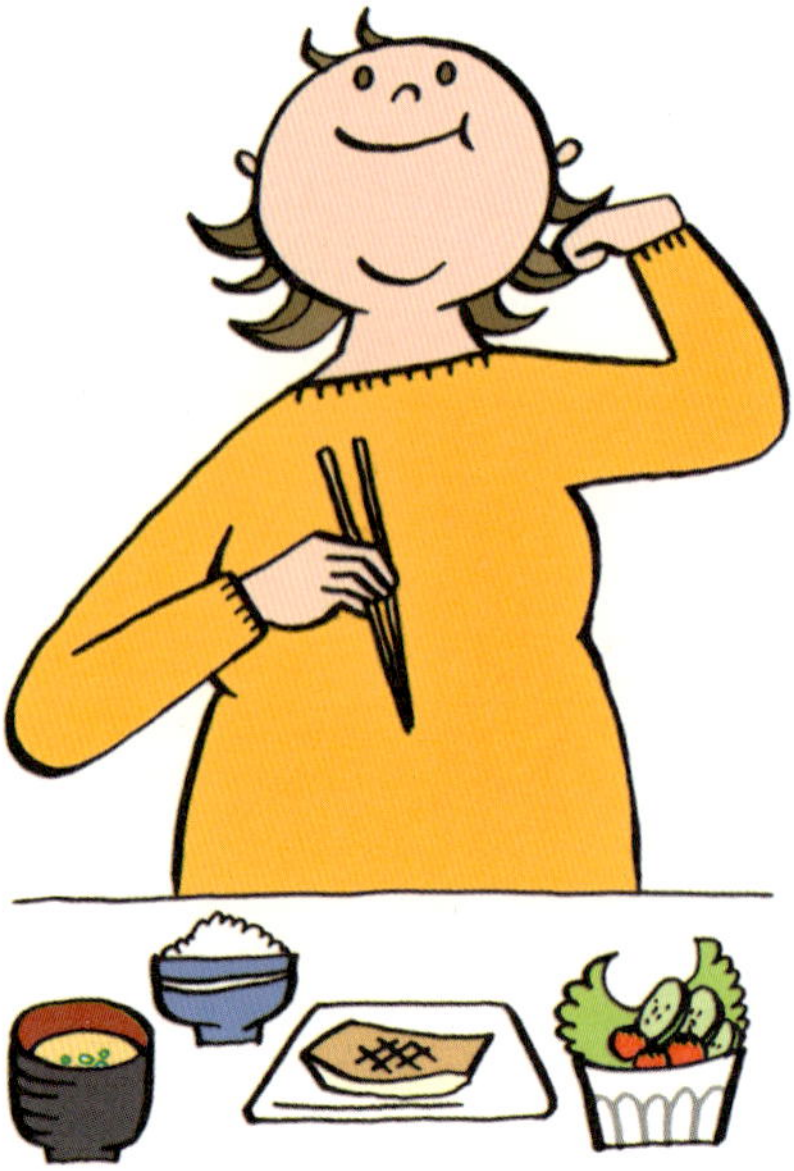

Q

いっぱい食べれば、
力って出ますよね？

A

そんなことありません。
問題は量より質。
たくさん食べればよい
ってものではないのです。

先ほどの「食べなければ痩せる」という思い込みとは相反するのですが、「たくさん食べないと力が出ない」**「食べないと体に悪い」**という考え方も、同じくらいマズイ思い込みです。

現代生活は昔に比べて運動量が大幅に減少しています。まず、歩行量がグンと減っています。家事時間も大幅に短縮され、大変便利な時代ですが、そのぶん運動不足になっていることも確かです。

人それぞれで1日の運動量の違いはありますが、相当意識して体を動かすことを心がけなければ、普通に食事しているだけでもアッと言う間に、摂取カロリーが消費カロリーをオーバーしてしまいます。この状態が続くと、**消費されないカロリーが脂肪に変わり、**どんどんと蓄積されてしまい太るのです。

一日中ほぼ座りっぱなしのデスクワークをしている人が、「たくさん食べないと気力も力も出ないよ!」という思い込みでいつも過剰に食べていたら、明らかに摂取カロリーオーバーで太ります。

「私、すっごく食べるんですよ。そうしないとなーんか力も出なくって、もー具合が悪くなっちゃうくらいまで食べちゃうんですよね～」。これは実際のダイエット希望者の言葉。だから太るのです! こんな思い込みで太ったら、かえって体に悪いんです。

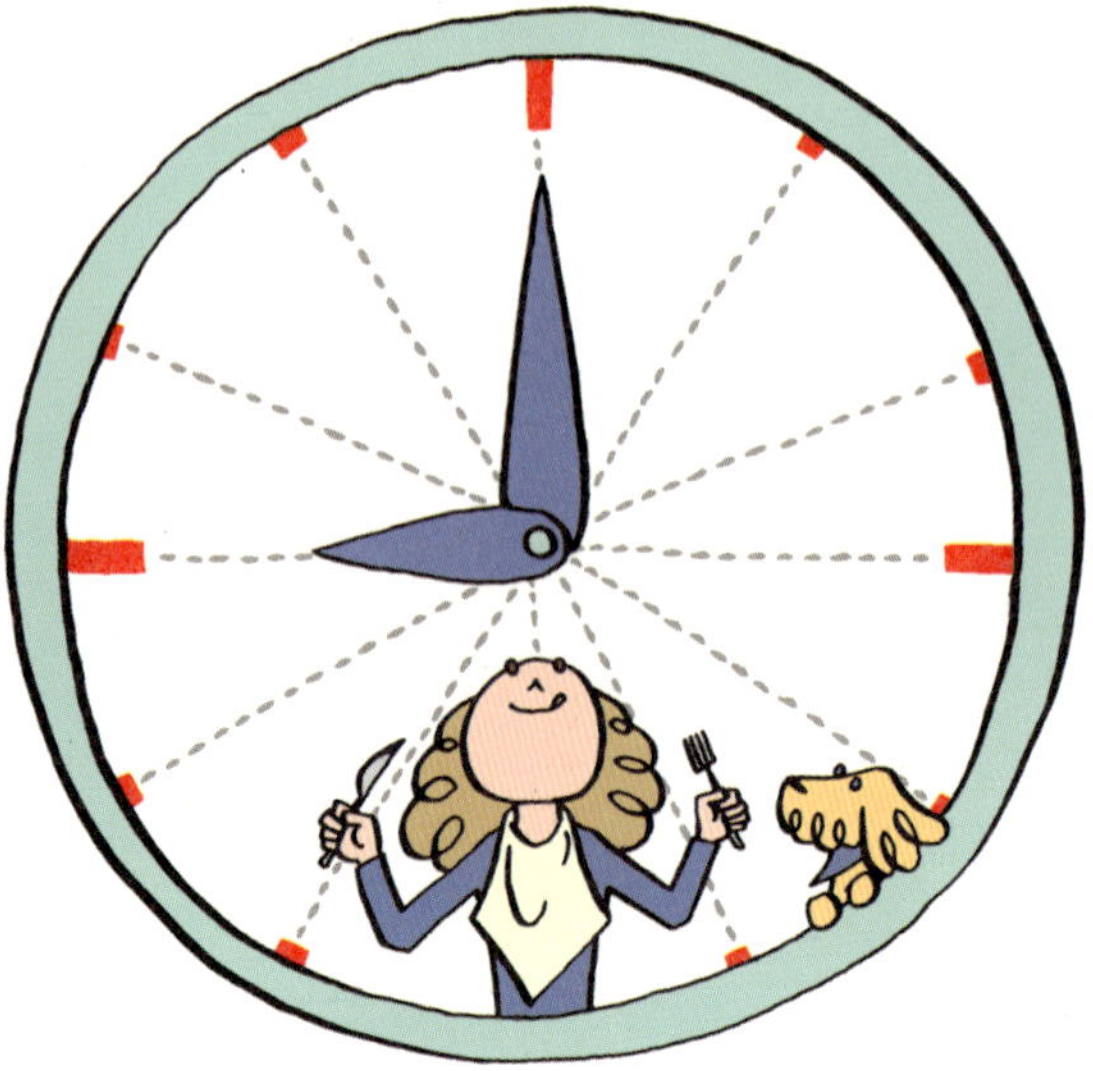

夜9時以降のお食事はそのまま脂肪になると考えましょう。

Q

1日3食、
毎日必ず食べないと
いけないですよね？

A

**いちばん大切なのは、
バランスです。
また、夜遅い時間の
食事は要注意です。**

お食事の時間帯とバランスもとても大切です。できたら規則正しい時間で1日3食を、栄養とカロリーのバランスよくいただくのが理想です。しかし、ライフスタイルの都合上、毎日理想的な時間帯に食べるなんて無理というあなた、夜9時以降のお食事は、**早い時間帯に食べるよりも脂肪細胞に変化しやすい**のです。

本来、人間の体のバイオリズムは、朝日とともに行動し、日が沈んだ夜の時間帯は体を休めるものでした。これは、人類が誕生してから変わらない習慣です。日中食べたものは消費エネルギーに変換され、夜9時以降食べたものは、脂肪蓄積モードに変化するというバイオリズムは、長い歴史の中で組み込まれた、不変のものなのです。

1日のお食事の中でも、特に夕食は、内容も量的にも重い食事になる傾向があります。さらに、食べる時間が遅くなると、昼食からの食間はかなり空いているため、ドカ食いしやすく、カロリーはオーバー、吸収率はバツグン、体は脂肪蓄積モードにスイッチオンです。

「1日3食しっかり食べなきゃ！　特に夕食は」と思っていたら要注意。こんな思い込みはここで捨てましょう。毎日のお食事の仕方を、**朝食・昼食を多めに、**そして**夕食は軽めに**しましょう。特に遅い時間のお食事はNG！　と考え直すのが、痩せるためには必要なんです。

RESET DIET | ダイエットカルテ 3

これがホルモンバランスの周期表です。65ページでも言っていますが、女性の場合は生理直後の1～2週間の卵胞期がベストです。この表をじっくり見て、あなたにとってダイエットを開始するベストの時期を見極めてください。

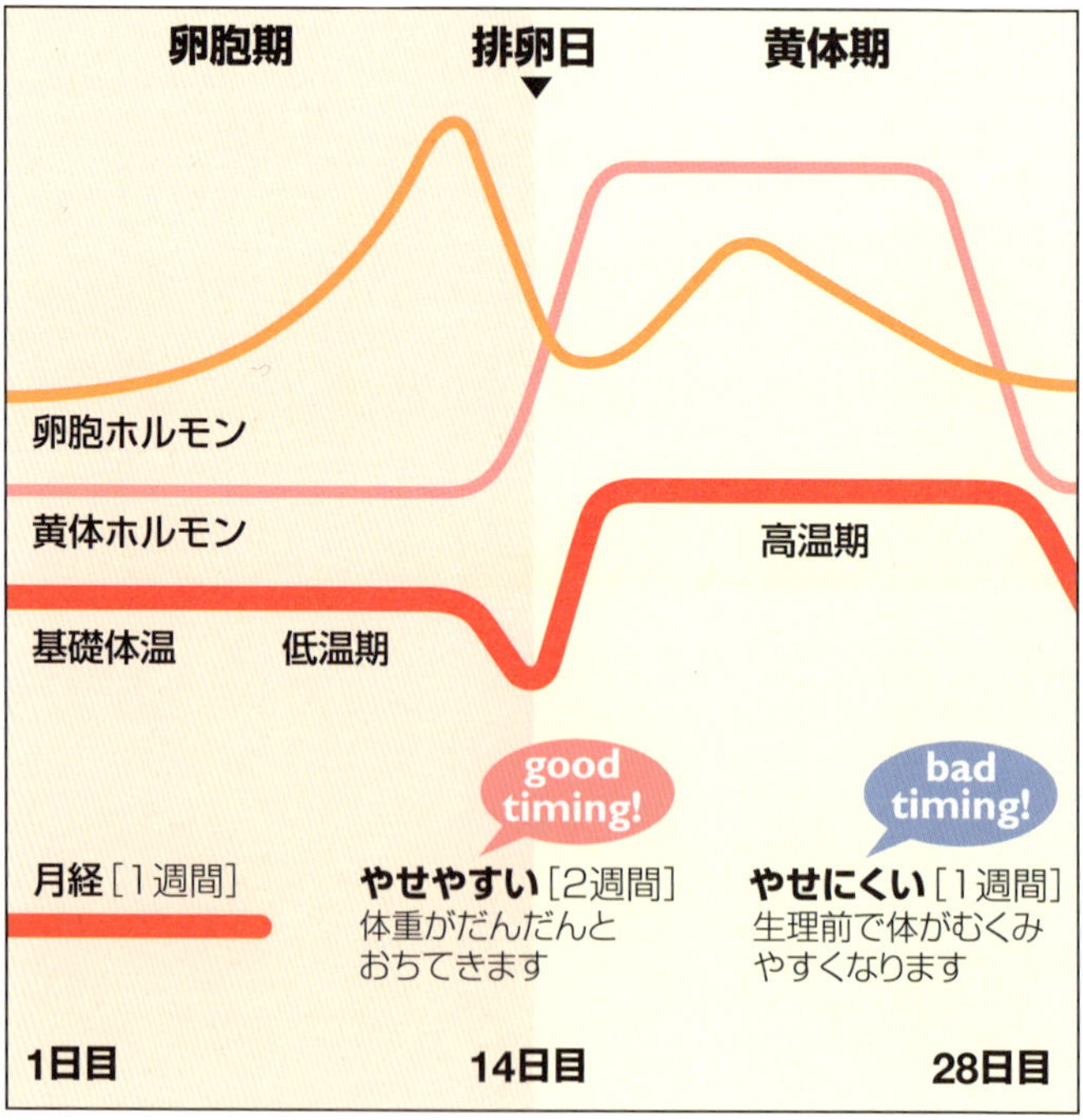

LESSON 4

1週間に
数キロ落とす
ダイエットプログラム

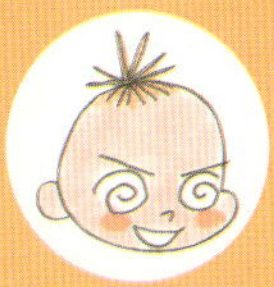

生タマネギをスライスして、
塩+こしょう+レモン汁で食べるメニューが
お気に入りだったなあ。
お肉は生姜醤油、蒸した野菜は山椒とお塩でいただいたり、
食材に凝ると、1週間楽しめました。

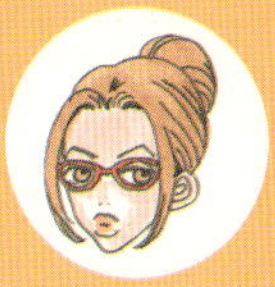

このダイエットプログラムのキーワードは、
シンプル&イージー。
覚えてしまえば一生モノ。
食材や調味料に凝って、美味しくお食事を楽しみましょうよ。
安野さんのレシピ美味しそう！　私もさっそく試してみます。

炭水化物抜きダイエットメニュー。

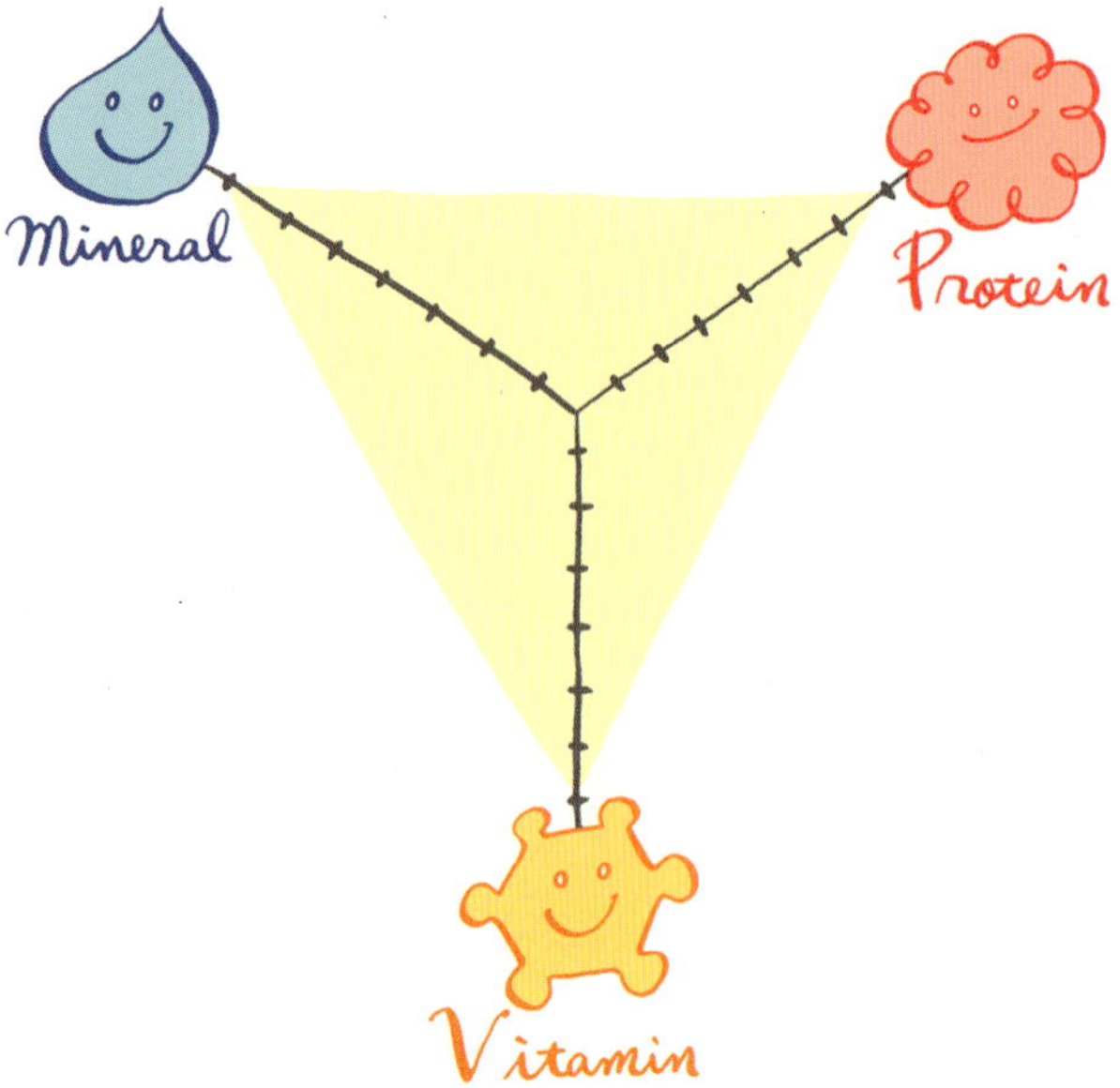

Q

なぜ、炭水化物を
食べてはいけないのですか？

A

より早い、
体重と体脂肪の減量を
目的としているからです。

それでは、リセットダイエットの基本メニューをご紹介しましょう。

このメニューは、**脂肪に変化しやすい**炭水化物や糖質、油分の摂取をカットして、体内の余分な脂肪をエネルギーとして使い、なおかつ、効率よく脂肪を燃焼させるために必要な栄養素（たんぱく質・ビタミン・ミネラル類）をバランスよくとり、体重と体脂肪の減量を目的としたものです。

とりあえずこのメニューどおりに、**覚悟を決めて1週間、**きっちり従ってください。このプログラムでは脂肪の燃焼を促すために必要な栄養素を大きく分けて、

たんぱく質→お肉・お魚（魚介類）**・卵**
ビタミン・ミネラル類→野菜（緑黄色・淡色）**・果物・海藻**とします。

さらに、朝食でいただくグレープフルーツは、アドレナリンの分泌を促す作用があります。アドレナリンはリパーゼという酵素の働きを助けて、脂肪の分解を促進してくれます。ですから朝、ゆっくりとグレープフルーツを食べることで、よりいっそうダイエット効果が高まるのです。

「食べられる食材が決められていて量の制限がない」というシンプルな方法は、スタートしてみると意外と簡単です。1週間が過ぎる頃、体や心の変化を感じるハズです。では、3食のメニュー例と、NGな食べ物を見てみましょう！

Breakfast

（朝はいつも同じメニューです）

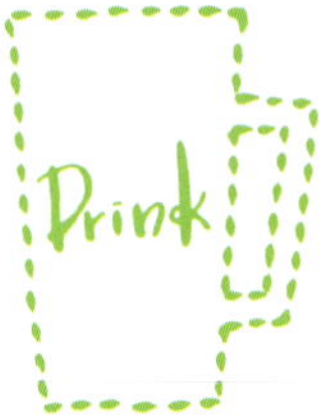

グレープフルーツ1/2個　　**ドリンク**（どれでも可）

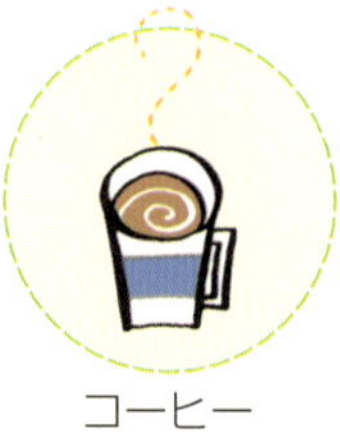

コーヒー

中国茶

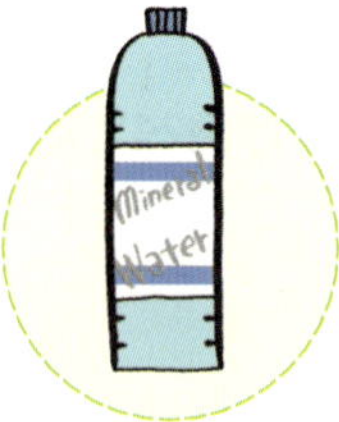

ミネラルウォーター

紅茶

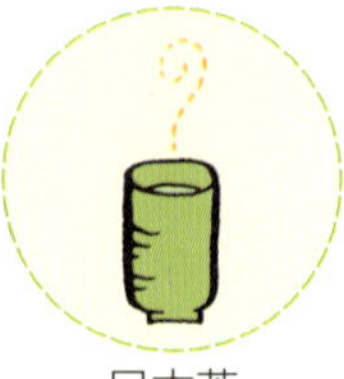

日本茶

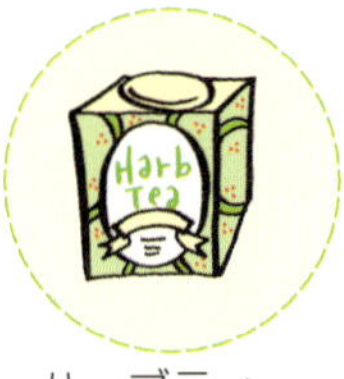

ハーブティー

Lunch

(お肉、または、お魚 ＋ 野菜・好きなだけ)

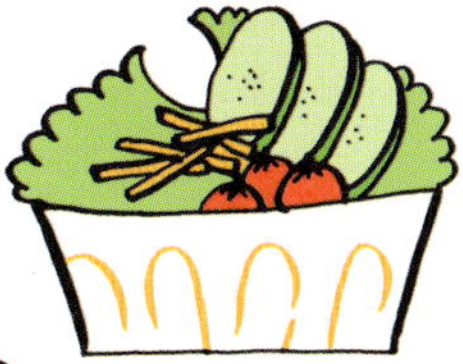

[調理例]

チキンのハーブグリル

野菜サラダ

(お肉、お魚、いずれを選んでも、野菜は必ずたっぷりと)

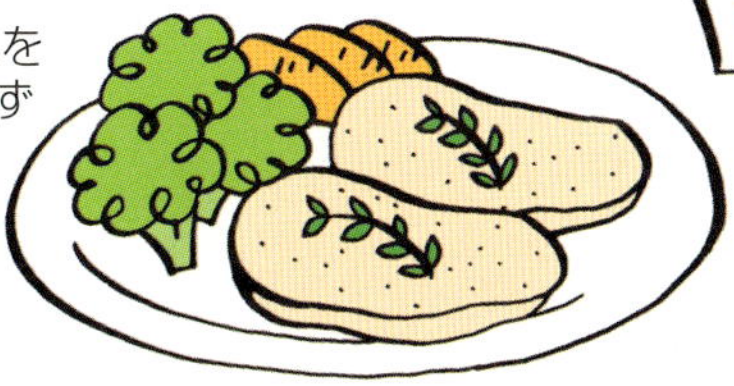

※この1週間は思い切って、お弁当を作ってみるのもグッドです。

[次のメニューは、それぞれ、週1回だけ食べてください]

※2種類あります、1回につきどちらかひとつを選んでください。

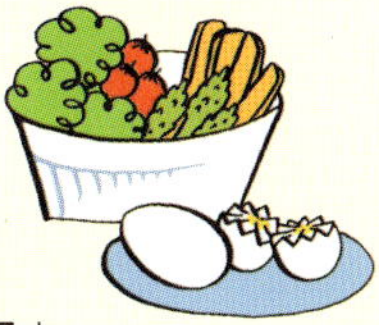

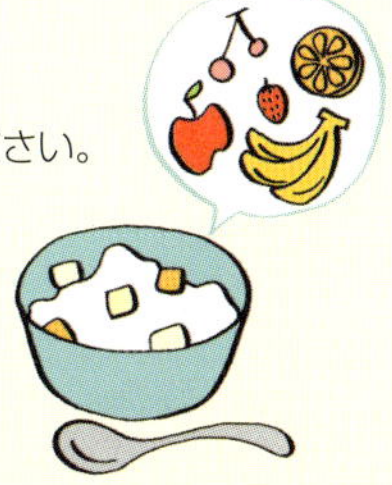

- **ゆで卵2コ＋野菜**(生でも、火を通したものでも)
- **1センチくらいにカットしたフルーツ＋プレーンヨーグルト**(好きなだけ)

[注意]

- 週1回メニューのフルーツは、できるだけいろいろな種類を食べてください。バナナだけを5本とかはダメ!
- 週1回メニューは、曜日の指定はありません。ただしランチのときだけにしてください。

Supper

（お肉、または、お魚 ＋ 野菜・好きなだけ）

［調理例］
白身魚のグリル
野菜サラダ（温野菜でもOK！）

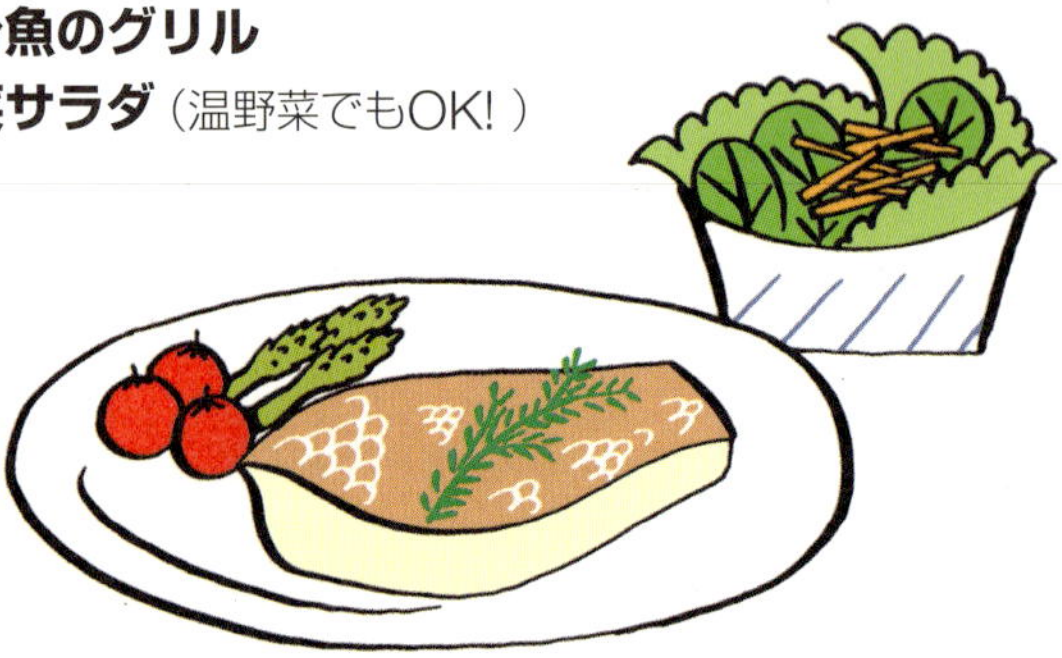

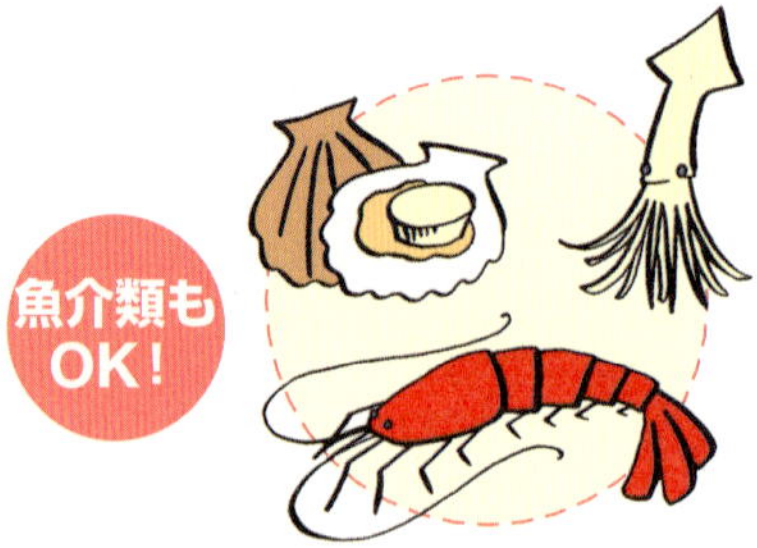

［注意］

・お魚と、貝・エビ・イカ・タコ（好きなだけ）という組み合わせはダメです！
・supperとは、軽い夕食という意味です！

NGな食べ物たち

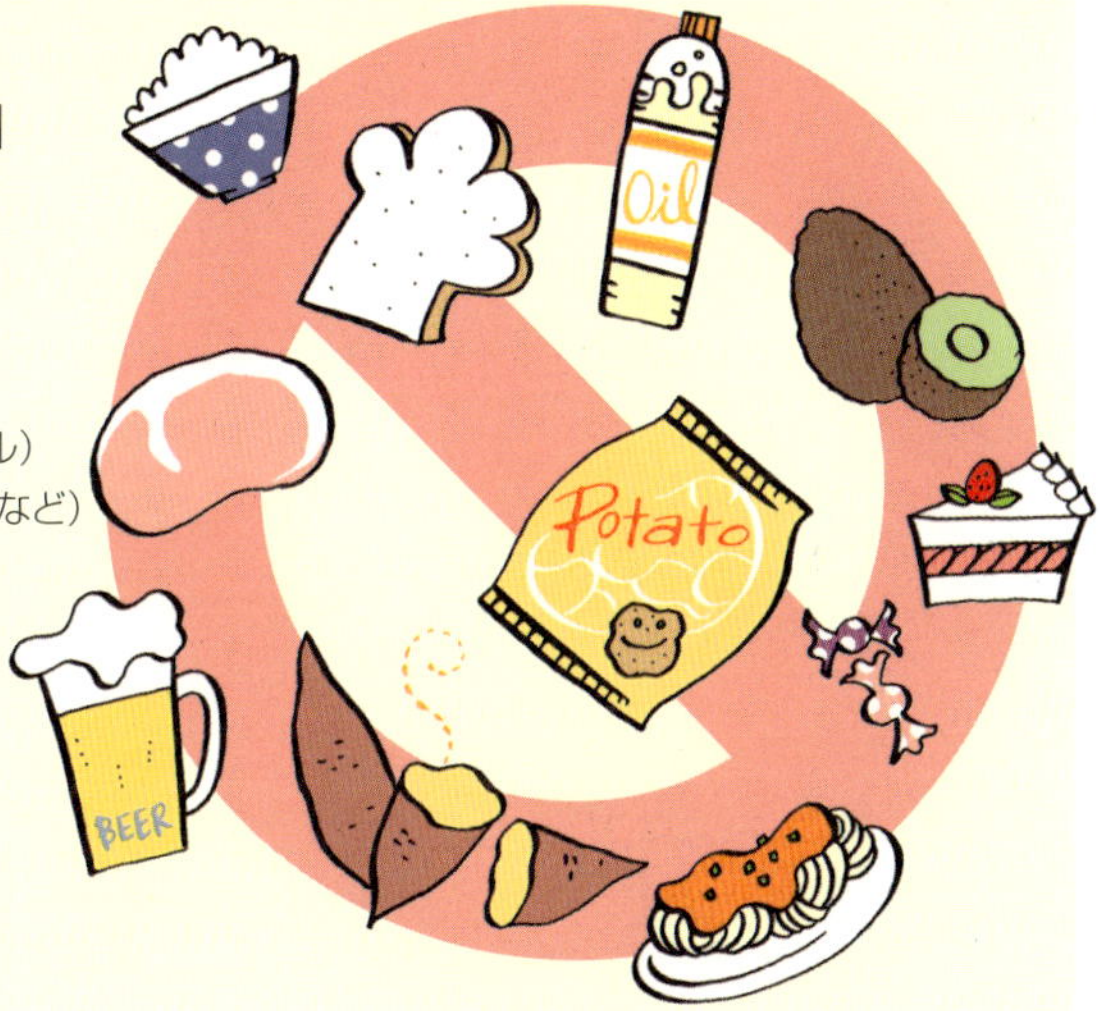

［食べてはいけない食品］

3大NG食品は
炭水化物・糖分・油分

炭水化物（ごはん・パン・麺類）
糖分（お菓子など）
油分（油・バター・オリーブオイル）
脂がのったお魚（うなぎ・トロなど）
お肉の脂身（鳥肉の皮もNG）
イモ類（カボチャもNG）
豆類（豆腐、納豆もNG）
アボガド
牛乳
お酒

［OKな調味料］

塩・こしょう
ハーブソルト
しょうゆ
ポン酢
ノンオイルドレッシング
わさび・辛子・生姜・ニンニク・レモン、など

［NGな調味料］

ケチャップ
ソース
マヨネーズ
みりん
カレールゥ
ドレッシング（油使用のもの）
ごまだれ
糖分、油分が含まれたものは
すべてダメです。

※調理方法は、蒸す・茹でる・焼くを中心に考えましょう。テフロン加工のフライパンを使ったり、オーブンや網焼きなどでグリルすることで油を使わないのです。また、お刺身のような生モノもOKです。

ポイント
Point

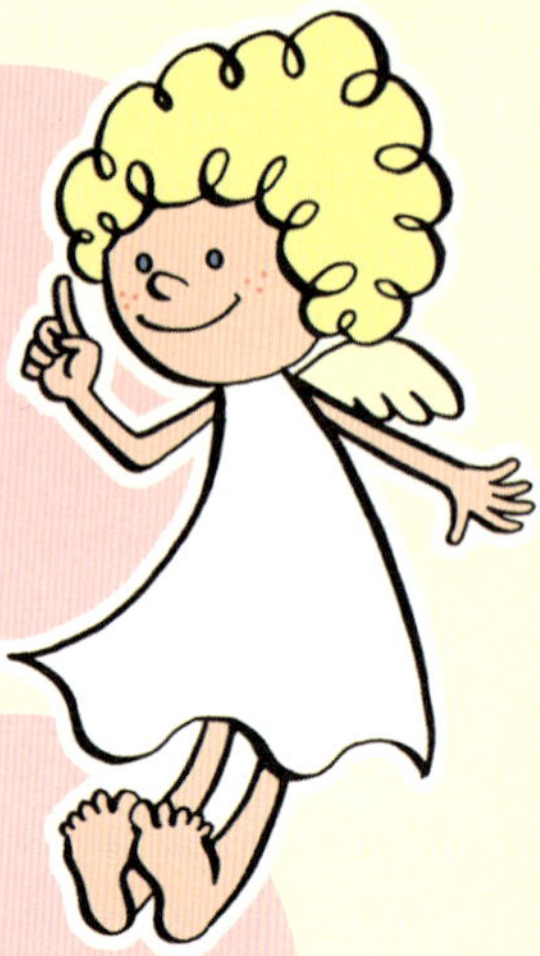

1

飲み物は
ノンカロリーのものを、
ミネラルウォーター
がベスト。

2

食材や調味料に
こってみるのも
オススメ。

3

なるべく
調理はシンプルに。

食事療法の
ポイント集です。
しっかり覚えて
効果を倍に
しましょう。

4

昼・夜、お肉でも
だいじょうぶ
（魚&魚でも）。

5

量の表示が
あるもの以外、
基本的には
量の制限なし。

6

コンビニでも
OKなものは
たくさんあります。
焼き鳥、焼き魚
ゆで卵などなど。

7

お食事の
盛り付け方を
目でも満足できるよう
工夫しましょう。

8

魚介類は
1週間に2回まで
にしましょう。

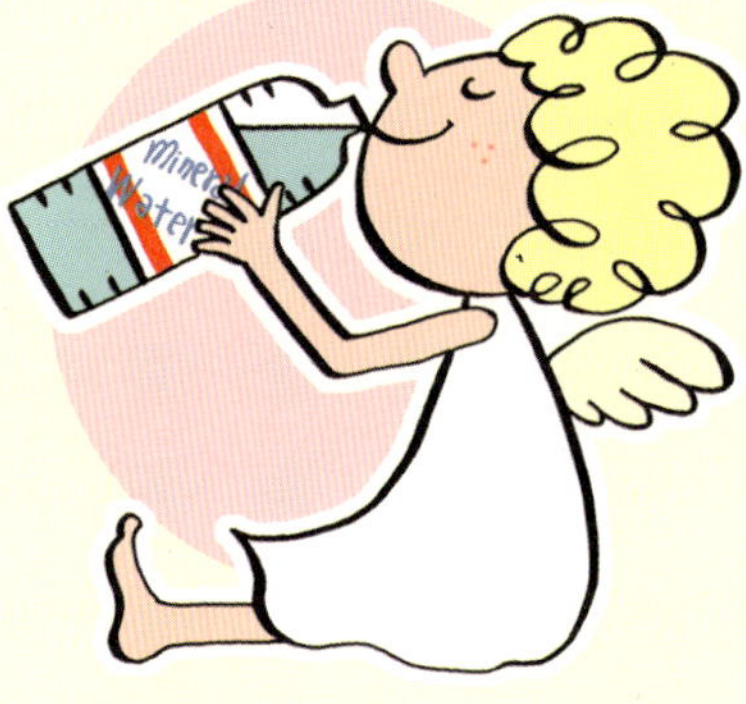

タブー
Taboo

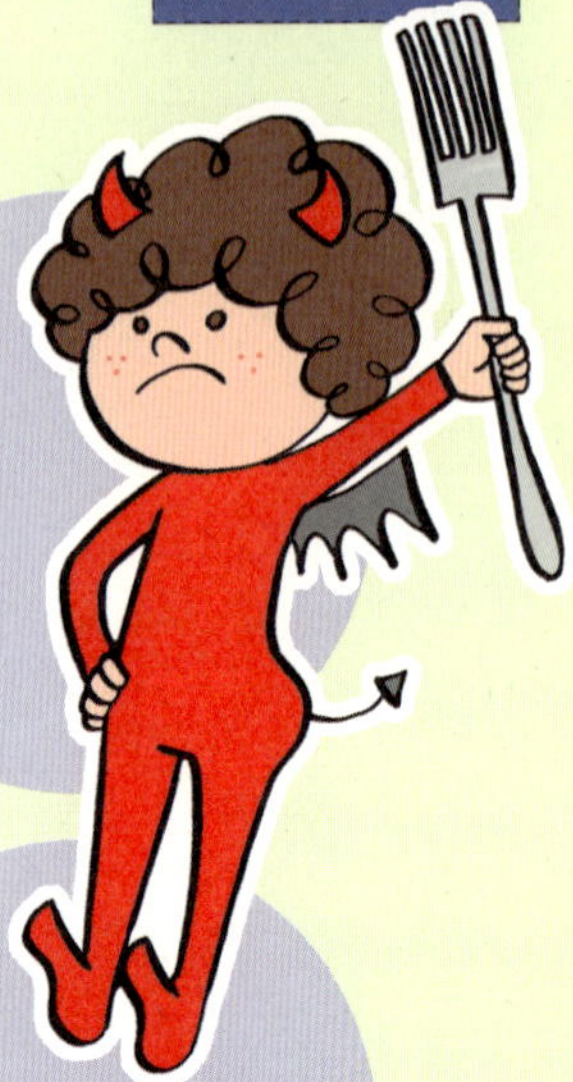

1

1回のお食事で
お肉とお魚を
一緒に食べては
いけません。

2

脂の乗った
お魚やお肉の
脂身は禁止。

3

食事の
お代わりは禁止。
一度でたっぷり
盛り付けて。

食事療法の
タブー集です。
たった1週間の
我慢だからファイト！

6
お鍋仕立ての
お料理のスープは
飲まないこと。

7
市販のソーセージ、
ハンバーグなど
加工品は禁止。

4
夜9時以降の
お食事は、
量をできるだけ
控えて。

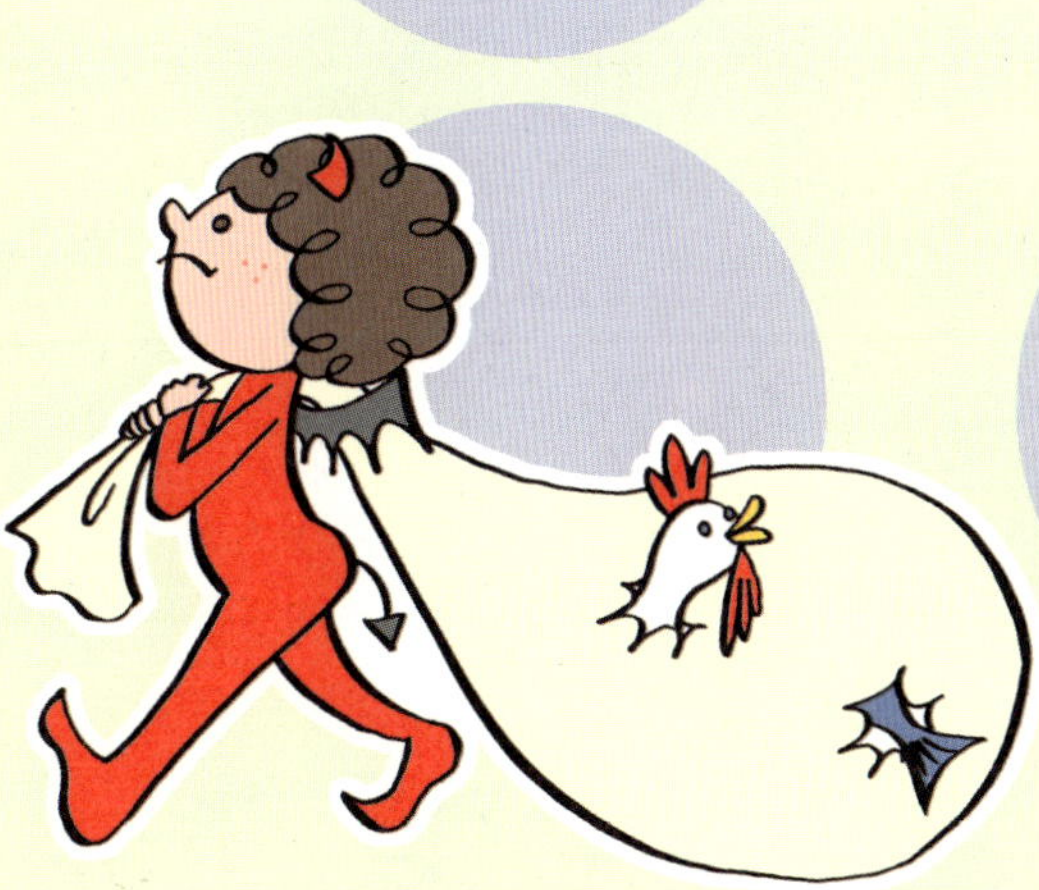

5
調理中に
素材から出た脂も
極力食べないこと。

味覚のリセット効果も実感してみましょう。

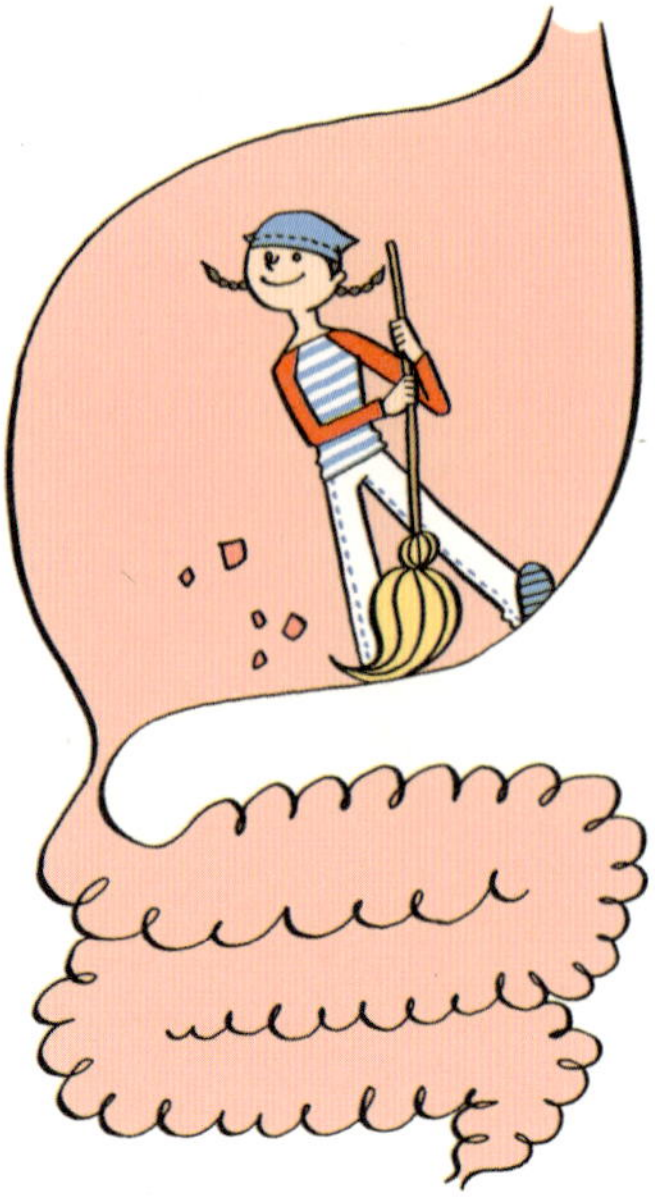

Q

濃い味付けじゃないと
満足できません。
これってマズイ？

A

極端すぎると
健康上に悪影響。
肥満の原因にもなります。
見直しが必要ですね。

リセットダイエット法は、痩せるほかにも**さまざまなメリット**があります。

プログラムに忠実に従うことで、今までに失敗したダイエットや普段のお食事の問題点も見えてくることでしょう。誰でも食生活の好みはありますから、ついつい偏った食べ方をしがちですが、本人は気づいてないことも多いのです。

何かに偏りすぎるとほかの栄養素が充分にとれていなくて、栄養失調になってしまうこともあるのです。この飽食の時代に栄養失調なんて～と笑われそうですが、偏食して栄養失調になるって意外と多いんですよ。

さらに、外食が多いと、味付けは濃いめになりがちです。濃い味や刺激的な辛さや甘さは、いつの間にか味覚も麻痺させてしまいます。それがこのダイエットプログラムを実行すると、シンプルな調理法で素材本来の味を再確認することができるため、**舌の感覚がリセット、今までの食習慣の悪癖もリセット**されるのです。

なおかつ、血液もサラサラに。お肌もつるつるになって、体が内側からも外側からもキレイになっていることを実感できる。

「早くダイエットをしなきゃ！」と覚悟が決まったあなた、でも待って。その前に、**安野モヨコさんとの対談**と、次の章を読んでからにしてね。ダイエットをさらに成功に導く、大きなポイントがいっぱいなのです。

篠塚蘭美以&安野モヨコ対談

Part 1
「どうして1週間で5キロも痩せられたのか?」

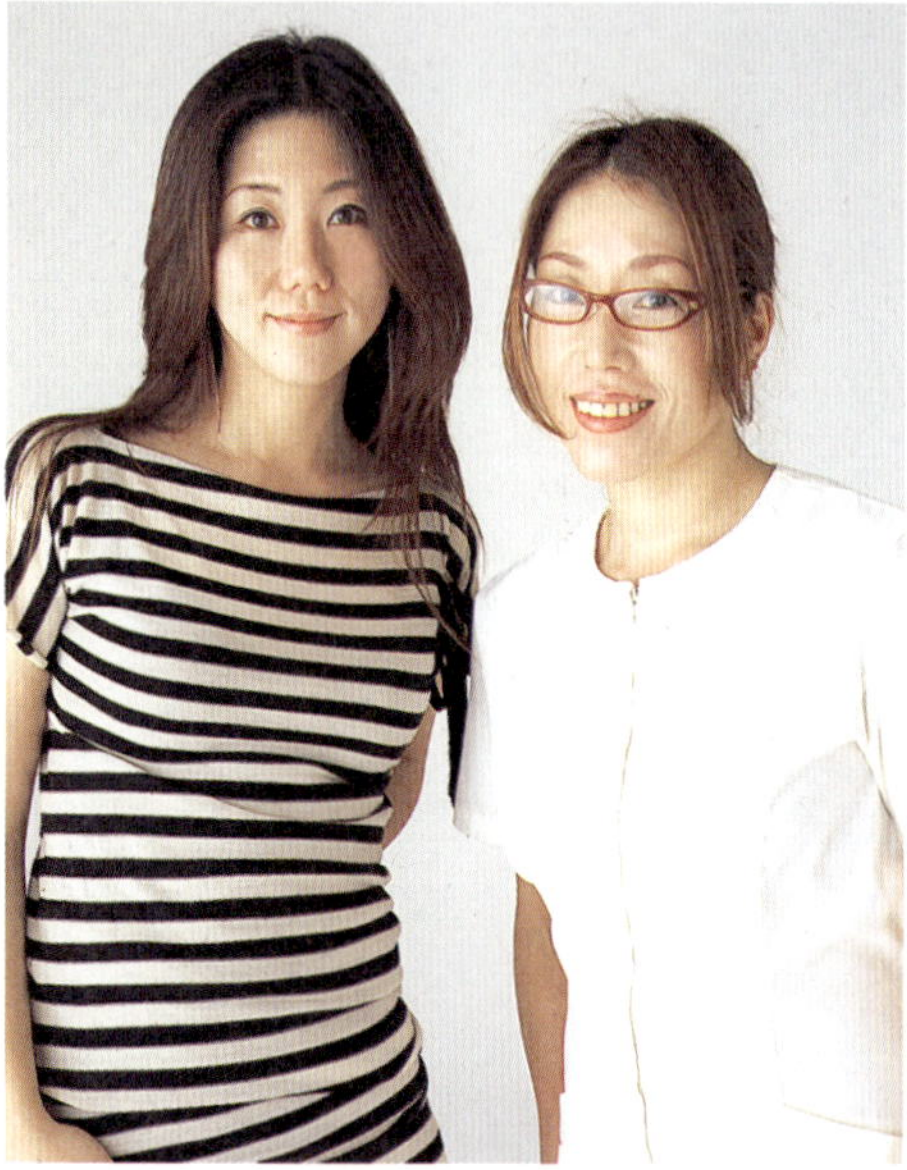

Shinozuka
La vvie
×
Anno Moyoco

（篠塚・以下略）　昨年の結婚式の安野さん、美しかったですよ。**細身のシルエットのドレス**が本当に似合ってました。周囲のみんなが「モヨコさん、キレイね～！」って話していて。なんだか誇らしかったです。

（安野・以下略）　披露宴、出席してくださってありがとうございます。そういう篠塚さんも**パールホワイトの着物**がカッコよくて迫力ありましたよ（笑）。

ありがとうございます（笑）。あの結婚式を見てあらためて感じたのですが、やっぱり痩せたっていうことは、安野さんにとって**いちばん大きな変身**だったんじゃない？

そうですね。このダイエットをしているうちに、心身ともに調子がよくなっていったし、痩せたことでオシャレや美容も前向きに楽しめるようになったし、いろんな意味で変わったなあって思いますね。

痩せた頃に、うちのサロンでまつげパーマもしたら、奥二重がきれいな二重にもなって、スゴーイって感じだった。

意外とイジワルなことも言われましたが(笑)。

キレイになったことのねたみですよね。痩せるってことは、それだけみんなの注目を集めるんですよ。安野さんもそうだけど、うちのサロンのお客様で、大幅減量に成功される方は多いんです。そうすると、自信も出て、その人本来の美しさが、オモテに表れてくるんですよ。

痩せることでキレイにもなって、自分が楽しく前向きになれるのはいいことだと思いますね。

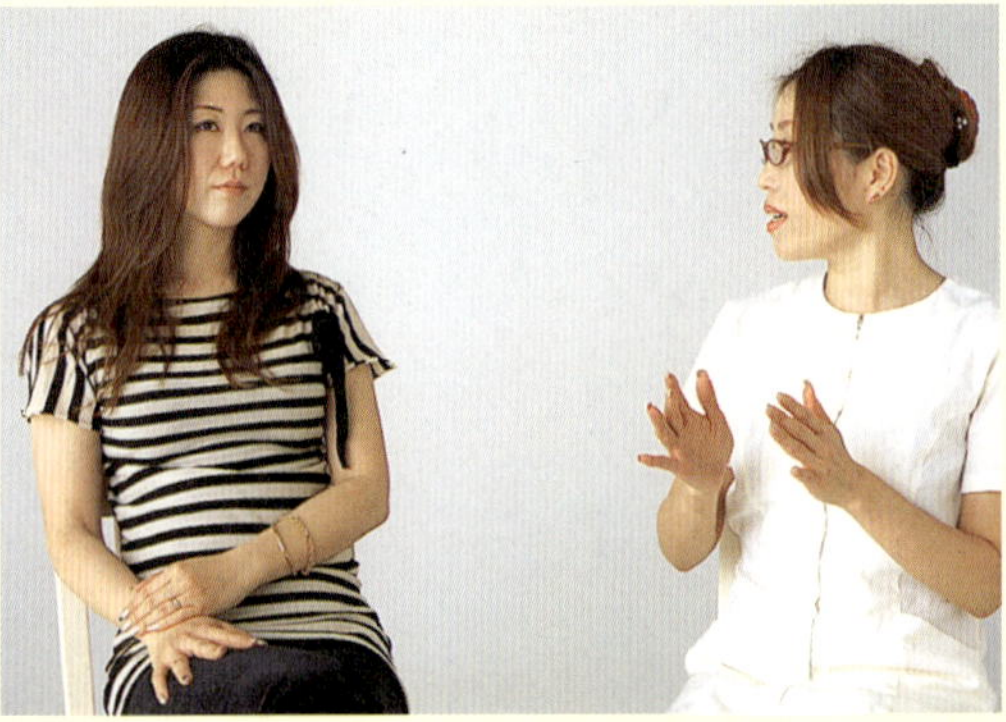

そうそう。見た目に美しくなることで心も素直に前向きになれて、もっと美しくなれるものなんですよね。私、安野さんがダイエットに成功した理由

Shinozuka La vvie × Anno Moyoco

Part 1「どうして1週間で5キロも痩せられたのか？」

っていうのは、**素直さ**だと思うんです。私の提案したダイエット方法に忠実に従ってくれましたよね。

もう、**「どうにかしたい！」**って、すがるような気持ちだったんですよ（笑）。さんざんいろんなダイエットも試して、失敗していた後だったので。

最初、うちのサロンにはお肌の施術に通っていらしたんですよね。

読者の方が、マイクロカレント※1を施術しているエステがあると教えてくれたんです。それで、通い始めたんですよね。

そのうち「体の調子が悪くて……」という相談を聞くようになって、ダイエットで悩んでいることも聞いた。それで、このダイエットをすすめたんですよね。当時の安野さんは**寝**

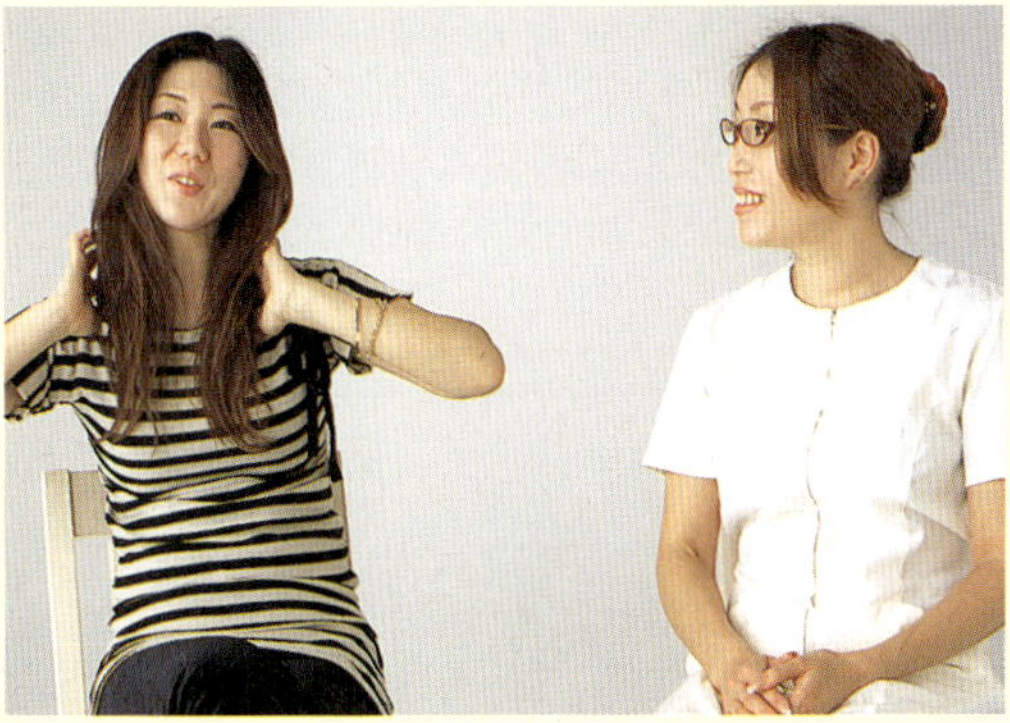

※1　マイクロカレントとは、人体に流れる電流とほぼ同量の特殊微弱電流のことです。この超微弱電流が、生体電流に共鳴すると、肌細胞が活性化されるのです。

る時間もないくらい忙しくて、お食事も炭水化物と油ものが多いと聞いて、それではダメでしょうってなったんですよね。

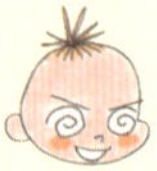
忙しくて寝られないぶんだけ、「**食べてスタミナつけなきゃ仕事できない！**」と思い込んでいたんですよ。

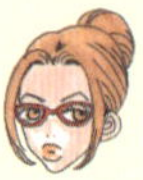
働く女性には多いですよね、その思い込み（笑）。でも、そんなことないんだってことを、理論的に説明したら、安野さんは素直に聞いてくれた。これがすごく大切なんです。しかも、話をしたその日から、リセットダイエットを始めてくれて。

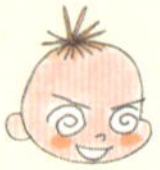
理論的にわかりやすかったのと、**健康的でシンプル**なところにひかれましたね。これまで、キトサン、ガルシニア、オオバコを飲んだり、こんにゃく、りんごとかの単品ダイエット、黒酢、玄米、晩ゴハン抜き、タレントさんが書いたダイエット本なんかもさんざん試して、クラウディア・シファーのエクササイズもやりました。ちなみにハードすぎて**1分くらいで挫折**しま

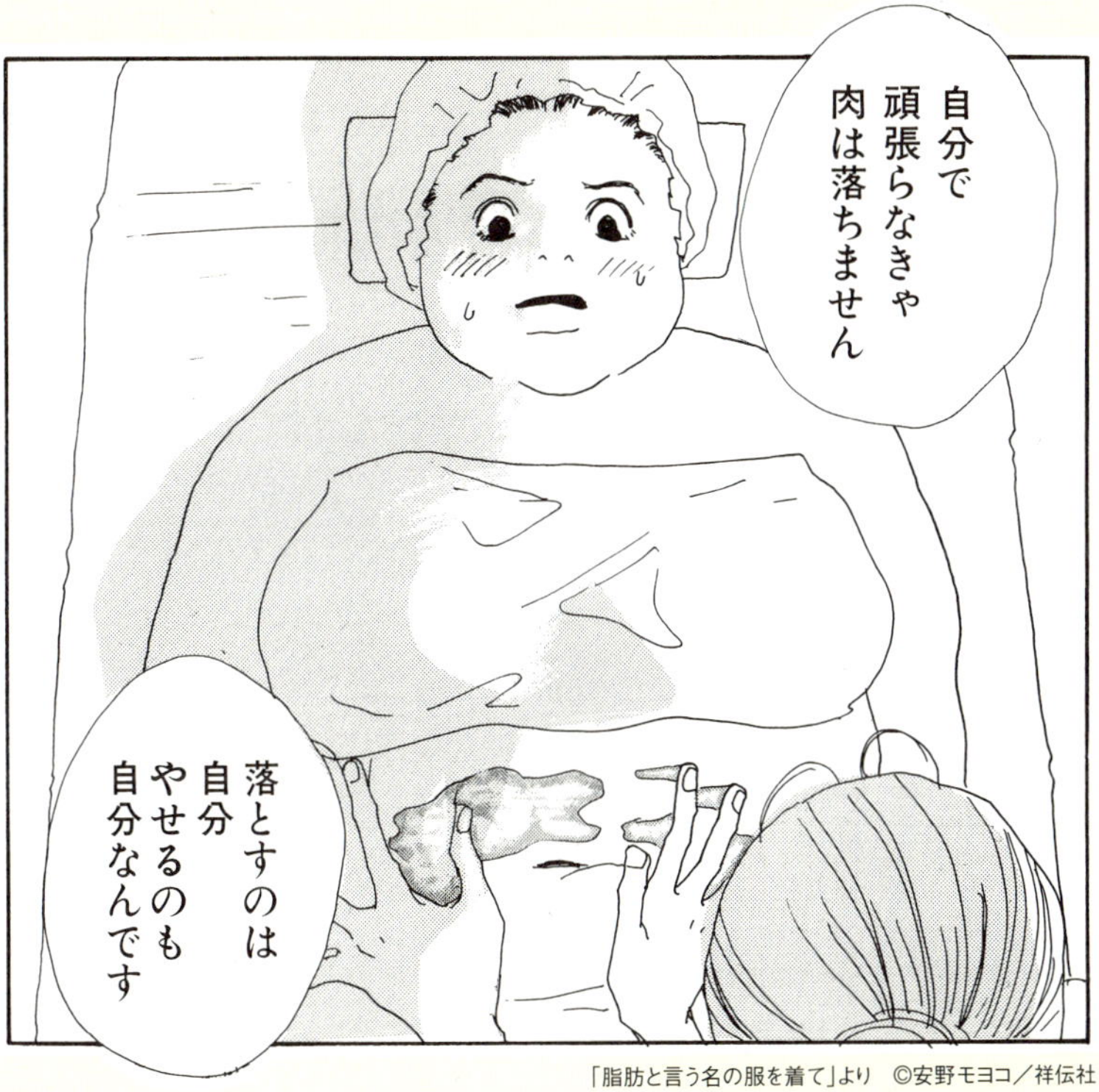
自分で頑張らなきゃ肉は落ちません
落とすのは自分 やせるのも自分なんです

「脂肪と言う名の服を着て」より　©安野モヨコ／祥伝社

ダイエットのカウンセリング中に、「痩せさせて欲しいんです！」もよく聞く言葉です。本当にその気持ちは痛いほど、わかるのですが、私ができることはダイエット成功までの道をつくること。痩せたい方を応援する〝チアリーダー〟のようなものです。ここでの主役はやはり、あなたなのですよ。〈篠塚〉

した（笑）。

ある程度効果が出たものもいくつかありましたけれど、ガマンすることですごくストレスを感じて、翌日に普段の3倍くらい食べちゃったことも……。もう悪循環の典型でした。

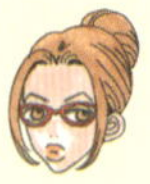

ただでさえ、**働く女性はストレスがたまっている**から。でも安野さんがエライのは、今までの失敗にも臆病にならず、私が言うことを信じてすぐにチャレンジしてくれたところ。明日から、明後日から……が**先延ばし**になって、なかなかダイエットを始められない人が多いですから。

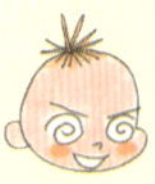

ちょうどこのリセットダイエットを始めたのは、久々に1週間のお休みをとった時期だったんですよ。だから、**誰に会うこともなく、ひたすらダイエットに集中できた**んですよね（笑）。

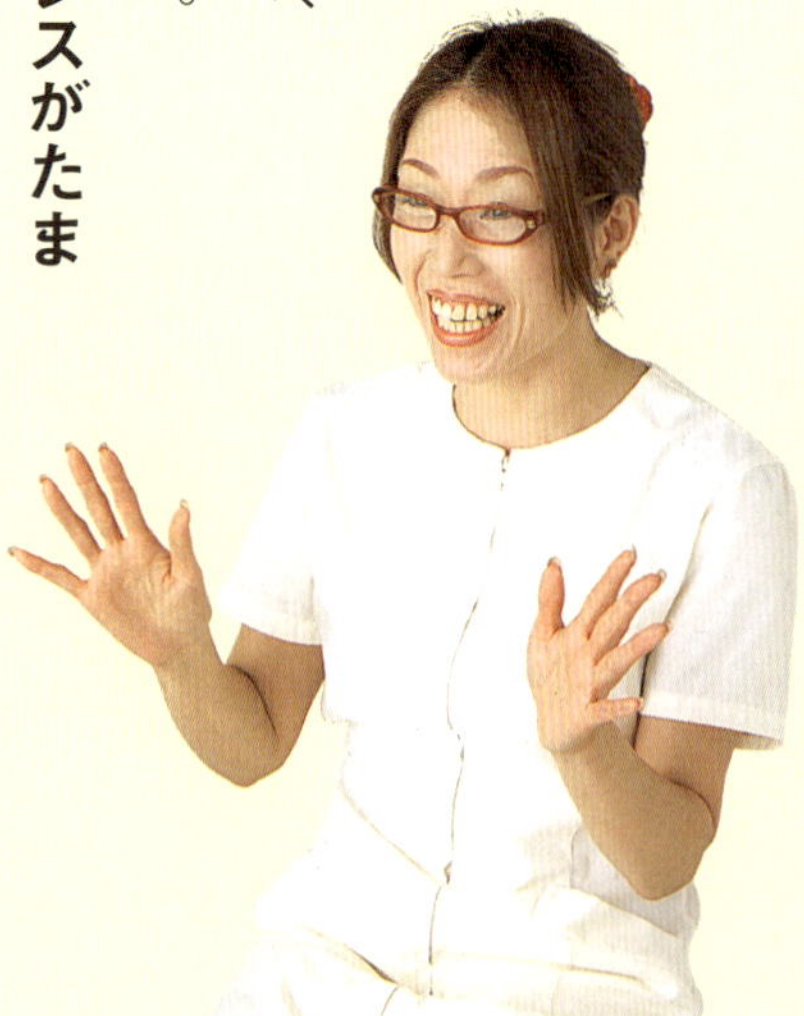

Shinozuka La vvie × Anno Moyoco

Part 1「どうして1週間で5キロも痩せられたのか？」

絶好のスタート日を設定できた。それで1週間で5キロ、しばらくしてまた2、3キロ、スルスルッと落ちたのよね。でも覚えてる？　安野さんの場合、最初の2日くらいは体重の落ちが悪かった。

そういえば……。

当時、安野さんに書いてもらった食事日記を見ればすぐわかるんだけど。初日に一度だけ約束を破って、**ポッキーを3本食べた**でしょう（笑）。

ハッ！　そうでした（笑）。

このダイエットは1週間が目安だから、その間は厳密にやるのがコツです。ちょっとのズルで効果に差が出ちゃう。安野さんの場合は初日だけだったから、取り返しがついたけどね。

そういえば、篠塚さんに叱られた思い出があります。厳密にやりましょうって。サラダのド

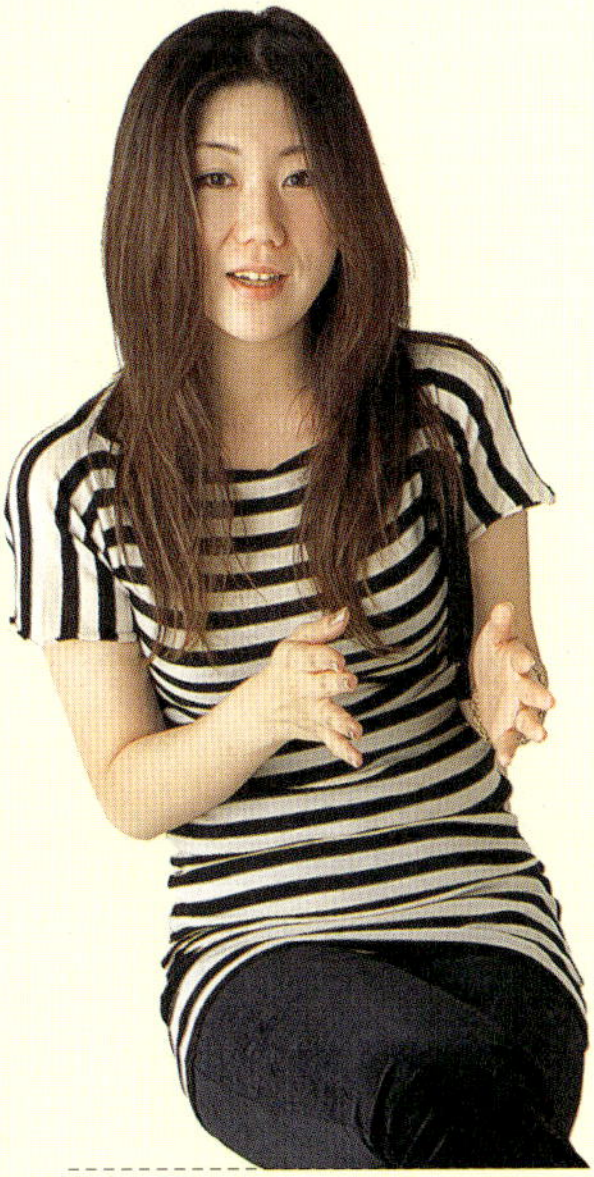

レッシングや料理に使う油も厳しく禁止された。それでやる気が出ましたね。

たった1週間のガマンなんですから、どうせやるなら最大限の効果を望みたいでしょう。キチンと実行するか、しないかで大きな差が出るんですよ。でも、安野さんは初日のズル以外は優等生だったわよね。

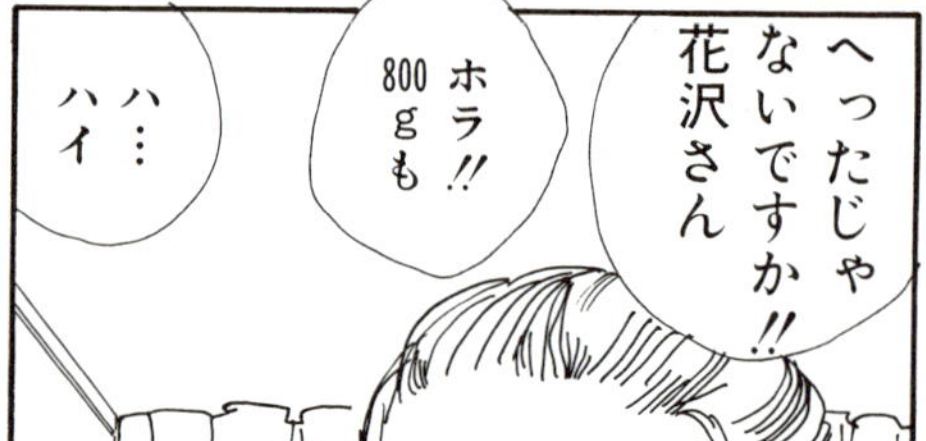
花沢さん
へったじゃないですか!!
ホラ!! 800gも
ハ…ハイ
この調子で続けていければとりあえずおちますよ

「脂肪と言う名の服を着て」より　©安野モヨコ／祥伝社

そうですね。すごいマジメにやりました。でも、**すごくラク**だったんですよ。もともとお肉やお魚は大好きだったし。篠塚さんの指導どおり、油はいっさい使わずに、野菜はレモンと塩、胡椒を基本に食べて、お肉はしょうが醤油で食べてました。

あとはスパイスにこって、柚子胡椒、山椒とか……。化学調味料が入っていない自然に近いのを選んで野菜を食べてたら、すごく**味覚が敏感になって**、食べ物が美味しく感じられましたね。

シンプルで自然な素材を味わえて舌がリセットされたのね。それに生姜や山椒は体の代謝を高めるからダイエットの理にもかなっていますよね。

そうなんですか！　実はこのダイエットを始めて、3日目くらいから代謝がよくなって、**ゴハン食べながらも汗だく**になってたんですよ。食べながら燃焼しているんだなって思いました（笑）。

きちんとたんぱく質やビタミン、ミネラルをとることで余分な脂肪が燃焼され始めたんです。

気がついたら減量できていて、メリットもいっぱい感じられて。はじめて**ダイエットが楽しく**なりました。

その後もちゃんとキープして、また2、3キロ減量したのもスゴイわね。

……でも、あれから3年。実は、今年に入って、ちょっとユルんできているんですが（笑）。

また頑張ればだいじょうぶよ（笑）。

ハイ、そのつもりです。このダイエット法を知ってから、**痩せる自信**がつきましたから。

素晴らしい！　じゃあ、さっそく今日からやってみる？

ハ、ハイ（笑）。

その素直さが肝心です（笑）。

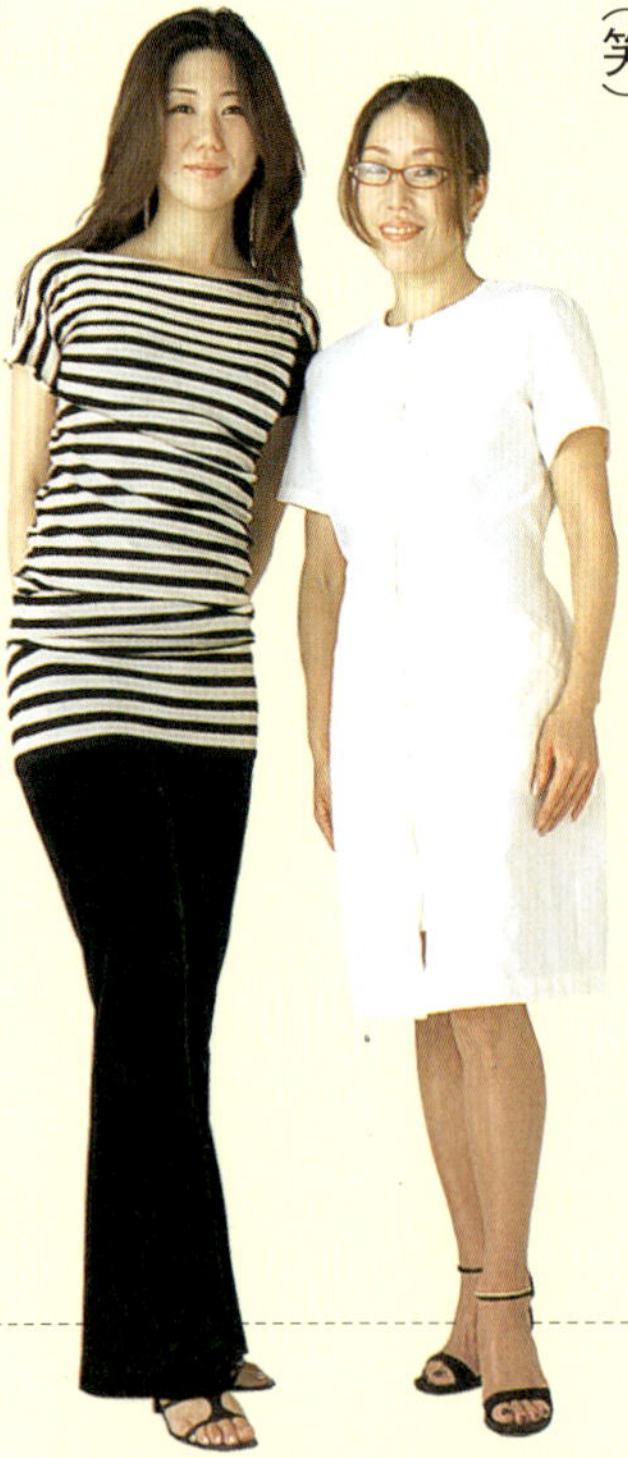

LESSON 5

覚悟はできましたか？ いよいよリセットダイエットのスタートです！

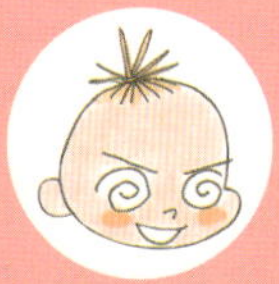

私がダイエットをスタートさせたのは、久々の長期休暇の時。
ホラ、「仕事場に差し入れのケーキ」とか、
誘惑も少なかったし（笑）。
世俗を離れて、ひとりダイエット業に集中できた。
今、思えば、これも成功の大きな要因なのでは？

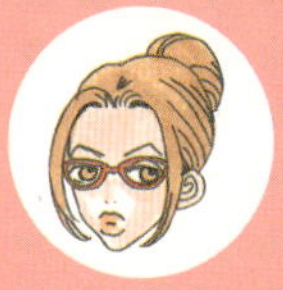

やっぱりダイエットって覚悟や気合が
必要なんです。そして、無駄なく効果を
出すためにはタイミングもね。
集中してリセットダイエットを1週間、
サクッとサラッと大変身！　こういきたいものですね。

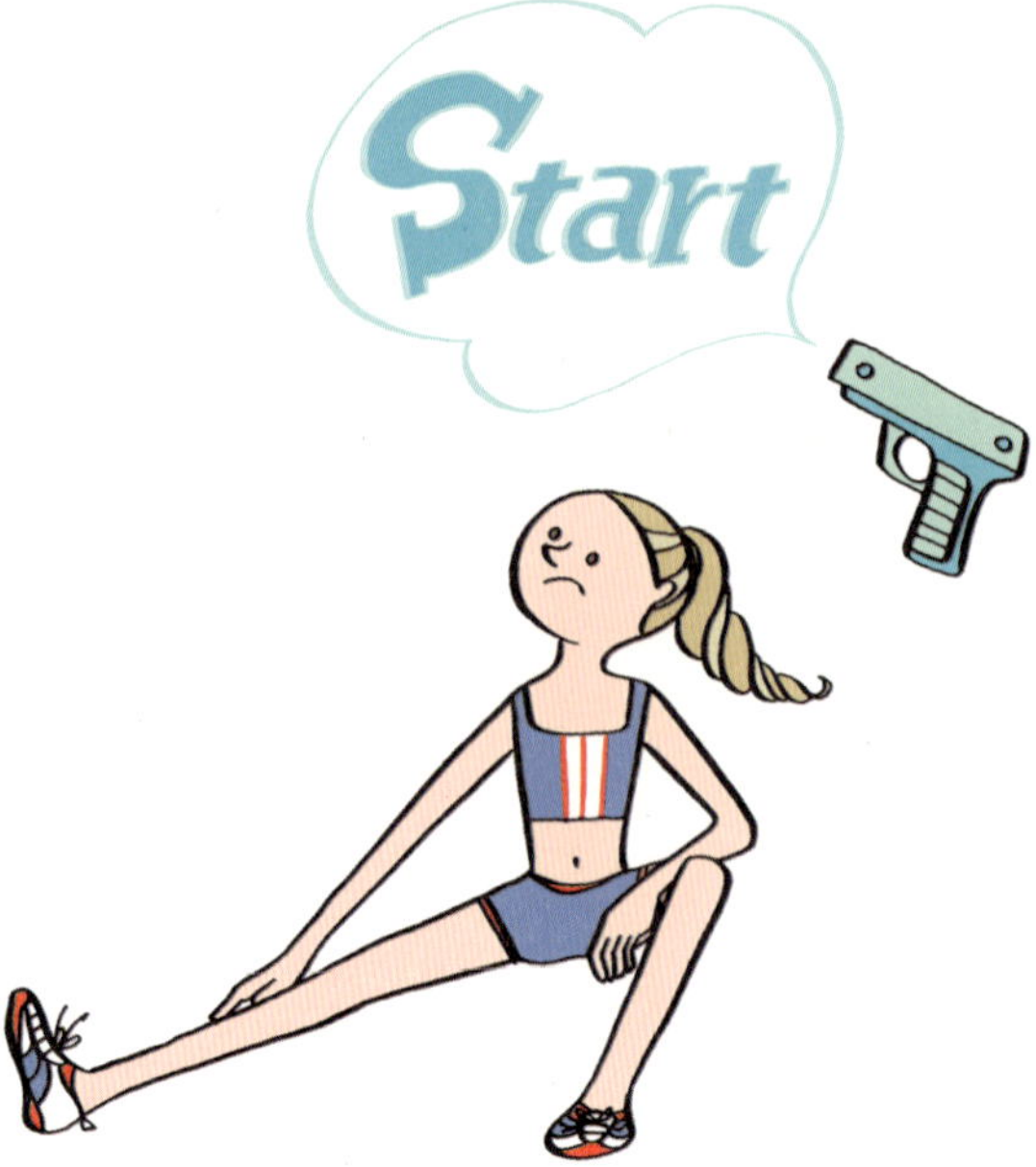

成功のポイント1　正しいスタート日を決めることが大切です。

Q

ダイエットって
いつスタートしても
いいんですか？

A

**ホルモンバランスの
バイオリズムを知ると、
無駄のないスタートで
効果に大差が出ますよ。**

スタートの前に、ダイエット成功への道のりが最短距離ですむように、成功のポイントをいくつかお教えしましょう。ひとつ目のポイントは、**正しいスタート日からダイエットを始める**ことです。正しいスタート日とは、まず、第一に健康状態が良好の時です。病気治療のためにお薬を服用している時などは避けましょう。

次に女性の場合は、痩せやすい日を選ぶことが重要です。女性の体は1カ月の中でも、月経期、卵胞期、黄体期があり、ホルモンバランスが変化します。個人差もありますが、生理前1週間の黄体期には水分を取り込もうとするため体がむくんだり、トイレの回数も減って体重は増加傾向になり、ダイエット効果が出にくくなります。**生理直後の1～2週間の卵胞期**は、エストロゲンという卵胞ホルモンの分泌が盛んになり、体から余分な水分も排泄されるためトイレの回数も増え、スッキリ感やダイエット効果が実感しやすくなります。38ページのホルモン周期表を参考にしてください。

また**ゴールデンウィーク**や**長期のお休み**、思い切って**有給休暇**をとってチャレンジしてみるのもいいかもしれません。正しいスタート日を選べば、それだけ体重もサクサク落ちていく。減量の楽しさを実感し、成功の可能性を高めるためにも、焦らずにどの1週間でやるか、よ～く考えましょう。

成功のポイント2　スタートダッシュが決め手です。

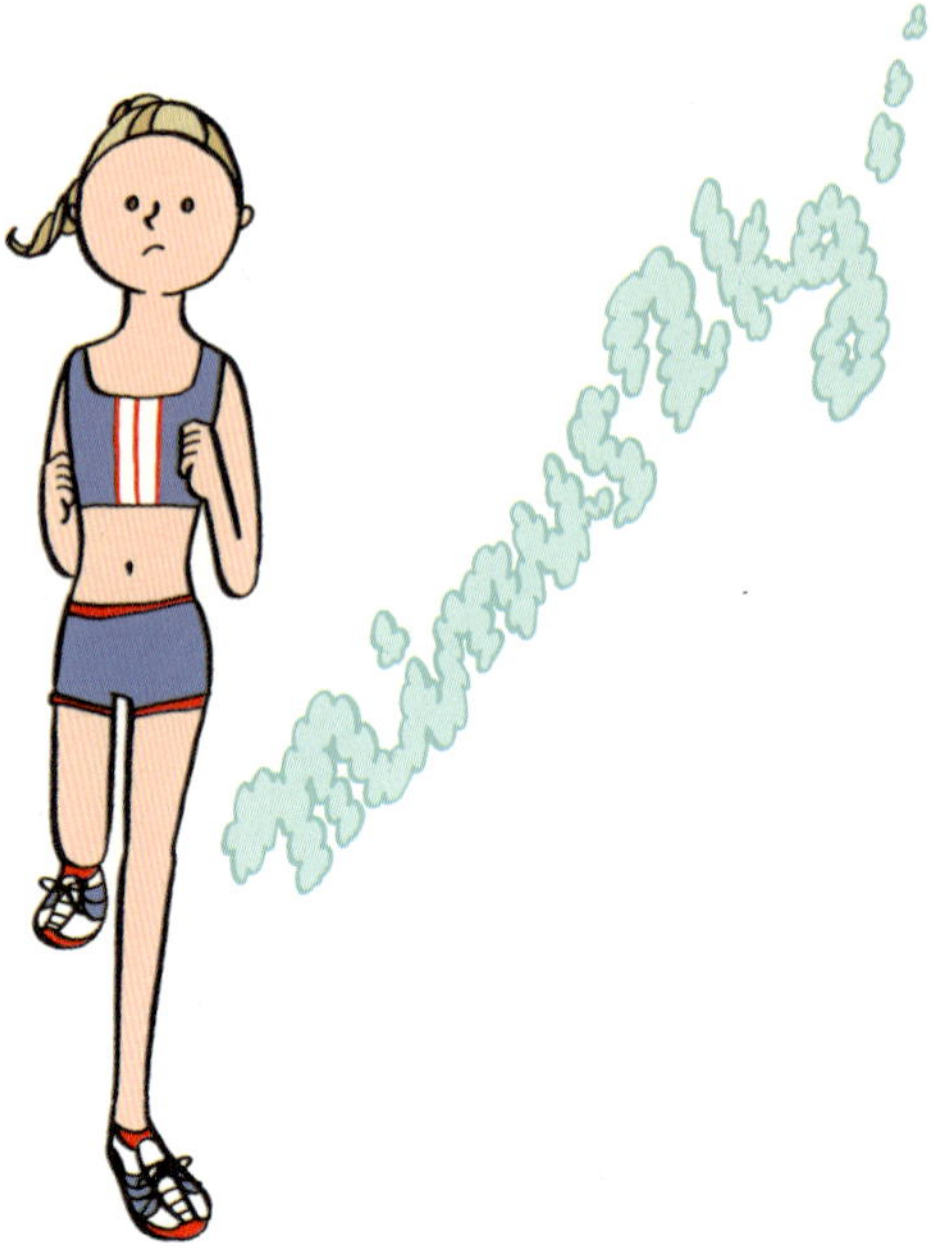

Q

1週間で何キロくらい
痩せられますか？

A

**2〜3キロ減を
目指してみましょう。
最初の1週間の頑張りは
成功のパワー源に
なります。**

成功のポイントふたつ目は、何キロになりたいのか、もう一度目標体重をしっかりと定めておくことです。Ｌｅｓｓｏｎ１で考えた理想体重のことを思い出してください。この目標値が心の中にハッキリと描けていないと、ダイエットの途中で食欲に負けそうな時に、グルグル迷ったあげく、挫折してしまうことがあるんです。

ここで、「○キロになりたい！」という具体的なゴールを定めておくと、成功へのイメージもしやすく頑張れるはずです。

目標体重は人それぞれ違いますが、まずスタートの１週間で２～３キロの減量を目指してみてはいかがでしょう。過去のデータによると、**このダイエット法を正しく実行すると、１～５キロの減量ができます**。大まかな平均として、１週間で２～３キロ減は目指しやすい目標値です。

そして、２～３キロ減の効果は体でも実感できます。この、体でダイエット効果を実感することはダイエット成功の大きなパワーになります。スタート時は誰でも頑張ろーと志は高いもの。そこで本当に「わぁ～、痩せた！」と効果が実感できたら目標体重までのモチベーションが一気に高まります。

この、リセットダイエット法のスタート１週間の目標は、**ダッシュを利かせ２～３キロ減**。それが成功への大きな一歩なのです。

成功のポイント3　プログラムの調理法はいたってシンプル！

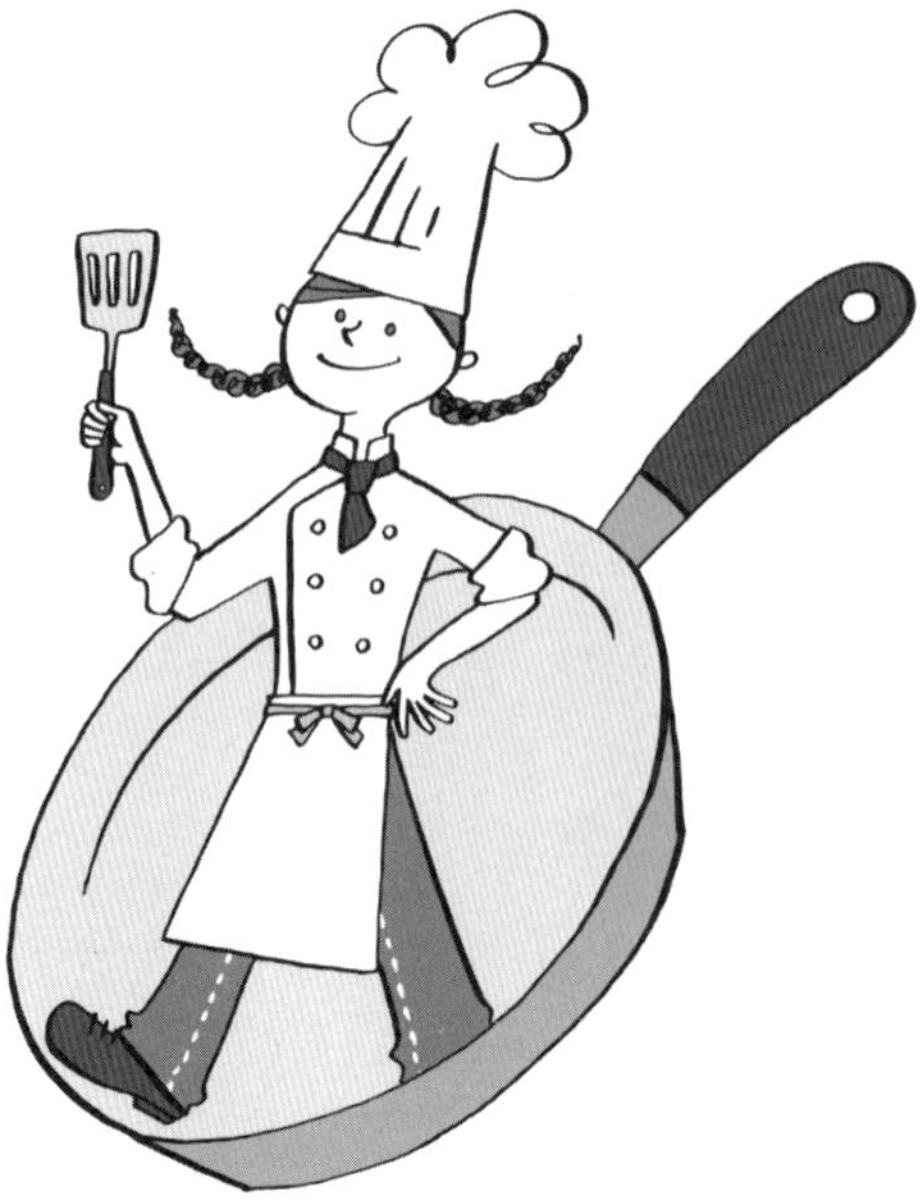

Q
お食事メニューを
ちょっとだけアレンジしても
いいですか？

A
ダメです。
ダイエットメニューは
忠実に、
自分流のアレンジは
失敗のモトです。

成功のポイント3つ目は、1週間のダイエットメニューを忠実に実行することです。**ダイエットとは「食事療法」という意味**です。ですから、食べていい食品の選択は自由にできますが、調理法には制限があります。

こうしたことを考えると、なるべく自分で調理したものを食べるのがオススメです。そのほうが食材がしっかり見えて安心だからです。それに調理の工夫はお料理の腕前のアップにつながります。この1週間は、お弁当を作ってみるのもグッドです。

外食でも食べ方に気をつければ、このダイエットプログラム中でも大丈夫なものもありますが、どんな食材を使用したかわかるお料理を選んだり、サラダのドレッシングは別に持ってきてもらうなど、NGなものは避けましょう。

勝手なアレンジは禁止です。**減量のためのお食事メニュー**と、**体重をキープするためのお食事メニュー**は別のものと思ってください。減量目的であれば、目標体重に近づくよう食事制限を継続させる必要がありますが、体重キープであれば、少し体重が増えたら普段のお食事をちょっと控えるなど気をつけて、必ずしもダイエットプログラムを行なう必要はないのです。

減量目的のダイエットから早く卒業したいと願うなら、ダイエットプログラムをきちんと守りましょう。

成功のポイント4　ダイエット日記はあなたを痩せるモードにします。

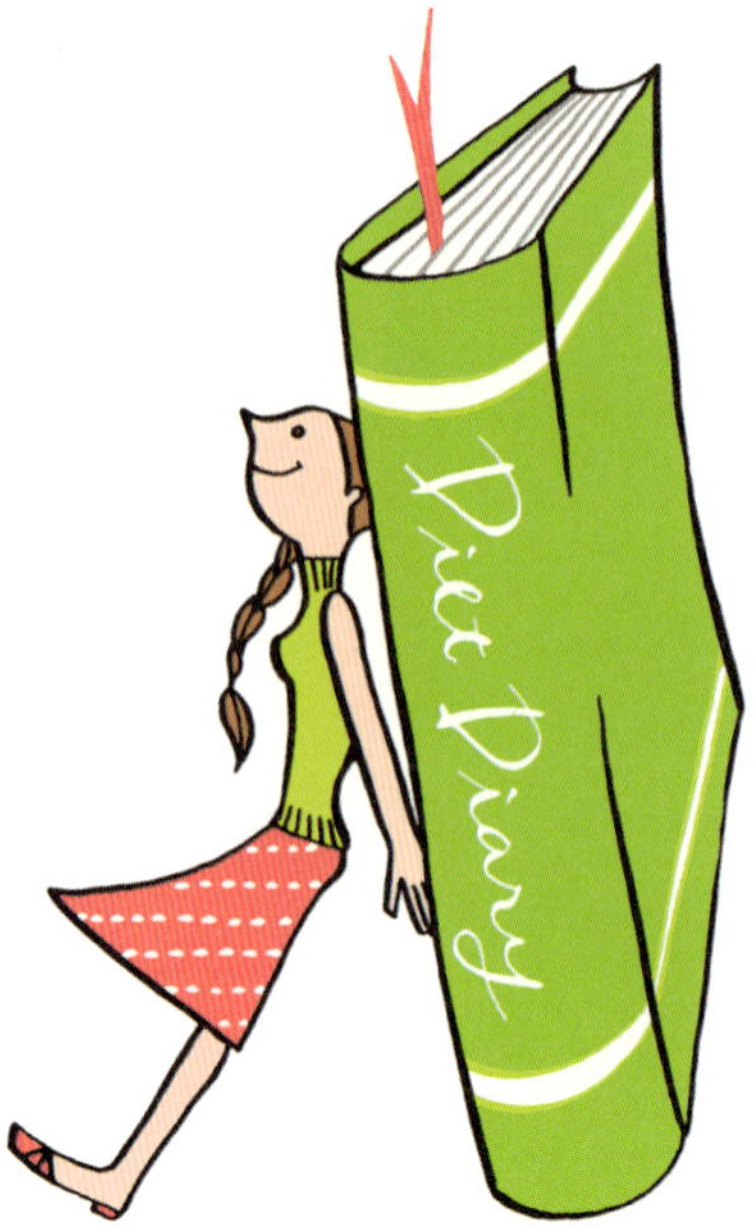

Q

なぜダイエット日記をつける必要があるのですか?

A

食生活の見直しがしやすいからです。体重コントロールにも大きく役立ちます。

私は、痩せたい方には**「日記をつけろ〜日記をつけろ〜！」**と、まるで口うるさいお母さんのように言います。いや、ホントーに親心（？）からなんです。

あなたは、この1週間のお食事内容を書き出して、と言われたらすぐに書けますか。全部なんて無理ですよね。記憶力とは、それほどあいまいなものです。

そこで、日記が必要になるのです。138ページにありますので、たとえ、ダイエットプログラムが終了しても、1カ月分の日記はつけましょうね。この日記をつけて、毎日体重を測ることにより、どういった内容のお食事をした時に体重が落ちやすかったのかなど、**体のバイオリズムも把握することができる**のです。

必ず食べたものは全部記入すること。間食の予防にもなりますし、食習慣全般がこの日記で見えてくるのです。

「私って全然食べないのに痩せないんですよ〜」と言っているあなた、試しに1週間、食べたものを全部書き出してみて。**「ありゃ〜、これじゃ〜太るわ！」**と真実が見えるのです（多くの実話）。

特に、減量目標が大きい方は、達成まで時間もかかります。ダイエットが数カ月に及ぶ時、このダイエット日記は大変重要なデータとして参考になります。2カ月目のどの時期に、ダイエットプログラムを実行すればいいのかが決めやすくなります。

RESET DIET | ダイエットカルテ 4

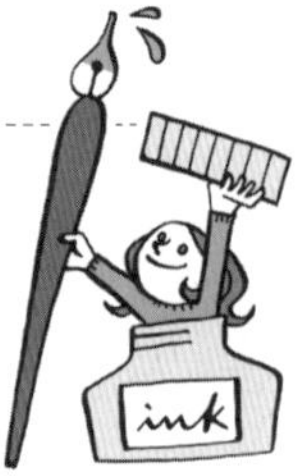

14ページの〈YES , NO表〉で、
あなたはどのタイプにあてはまりましたか?
あなたなりの言葉でけっこうです、どうして失敗してきたのか、
その原因を書きだしてみましょう。
思わぬ発見があるはずですよ。

絶対あなたは痩せられます! その時のご褒美です。
よ〜く考えて、3つ書き出してみませんか?

1.

2.

3.

LESSON 6

ズルしちゃダメ！

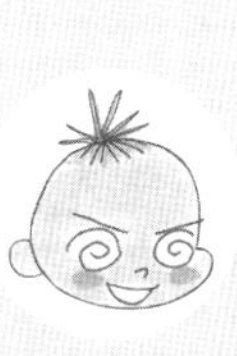

初日にいきなりいちごポッキーを食べたのは私です。
ええ。食べましたとも……。3本くらいと思いつつ
しかしそのほんの少しのズルのせいか、
2日までは体重が落ちず。篠塚さんに叱られ、改心。
注意一秒デブ一生ってホントですね。

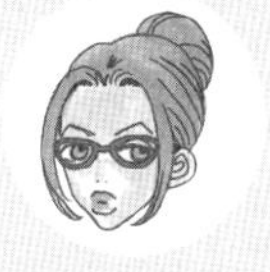

ダイエット日記をチェック中、
いちごポッキー3本を発見！　すかさず
ムチでピシッピシッ（ホントーです！？）
安野さんはその後きちんとプログラムを守りました（感心！）
しかし……いちごポッキー3本って安野さんらしくって可愛いね。

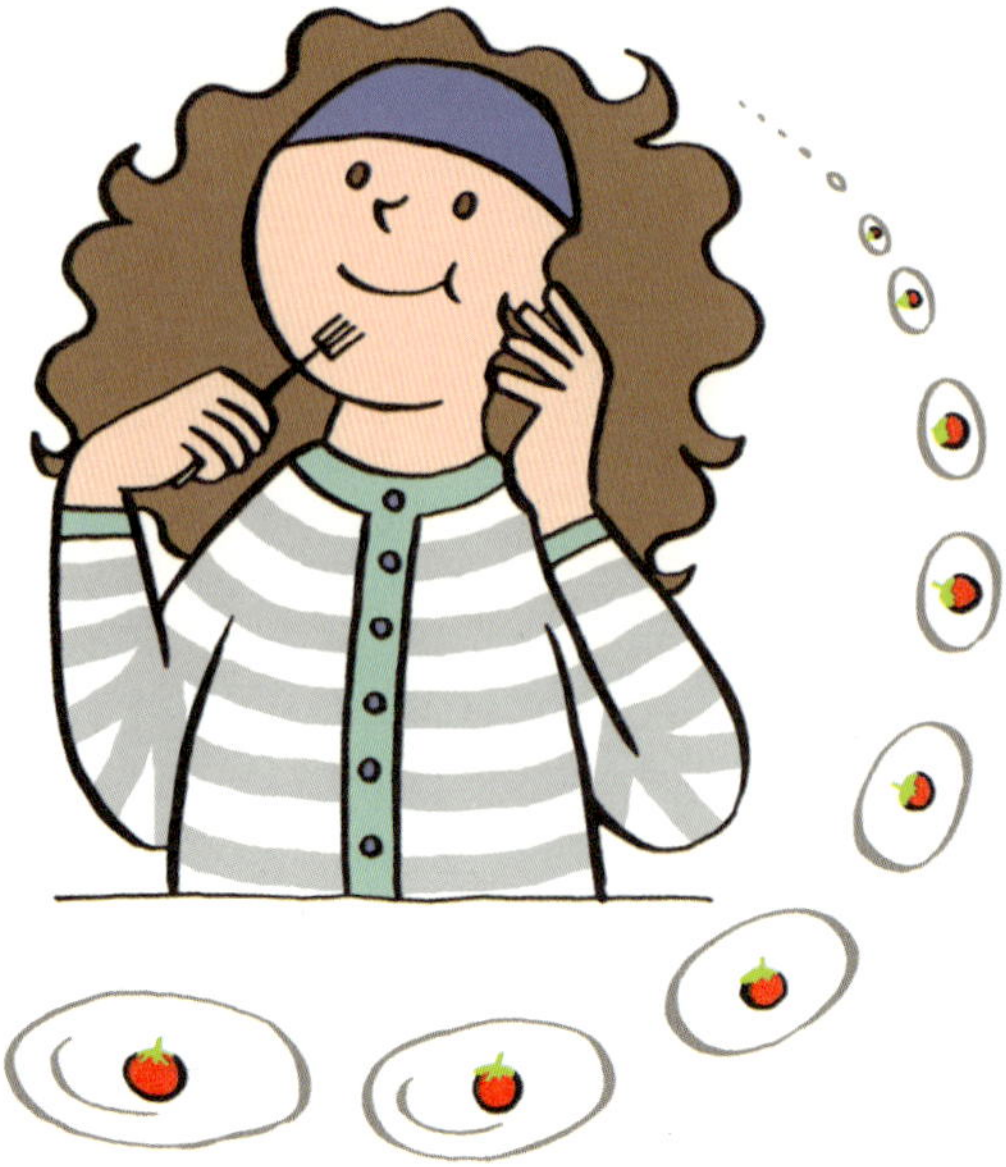

「まぁいいか〜ひと口ぐらい……」はひと口ではすまなくなる悪魔の誘惑です。

Q ひと口ぐらい食べても、
問題ないですよね?

A **ひと口食べてしまうと、
自制心って
利かなくなるんです。
食べないほうが
かえってラクですね。**

いざ、ダイエットを始めると、何だか妙に食べ物のことが気になります。テレビを見ていてもチャンネルはグルメ番組へ、街を歩けば、足はついついデパ地下へ……。

しかし、「ほんのひと口だけならいいか」という気持ちでNGの食べ物を口にしないようにしてくださいね。ほんのちょっとのひと口がふた口、三口になり……。

こうなると、ちょっとだけではなくなります。だんだんと、「どうでもいいか~」という気持ちになり、せっかくのダイエット効果も半減。ついには「やっぱり、ダイエットは今度にしよう……」ということにもなりかねません。

「そのひと口がブタになる!」という恐ろしい(?)言葉もありますよね。ひと口だけでやめて、またダイエットへのモチベーションを高く持てる方は、残念ながら少ないのです。厳しいようですが**「まぁいいか~ひと口ぐらい」は悪魔の誘惑**と思ってください。

だけど、もし、NG食品をひと口食べてしまったとしても大丈夫ですよ! まだ今までのダイエットは無駄になっていません。充分リカバリーできます。

大きく深呼吸をして30ページを開いてみましょう。**サヨナラしたはずのあなたの写真を「ジッ」と見てください。**そのまま食べつづけたら、また昔へ逆戻りです。もう少しで1週間は終わります。あきらめなければ、必ず結果は出るのです!

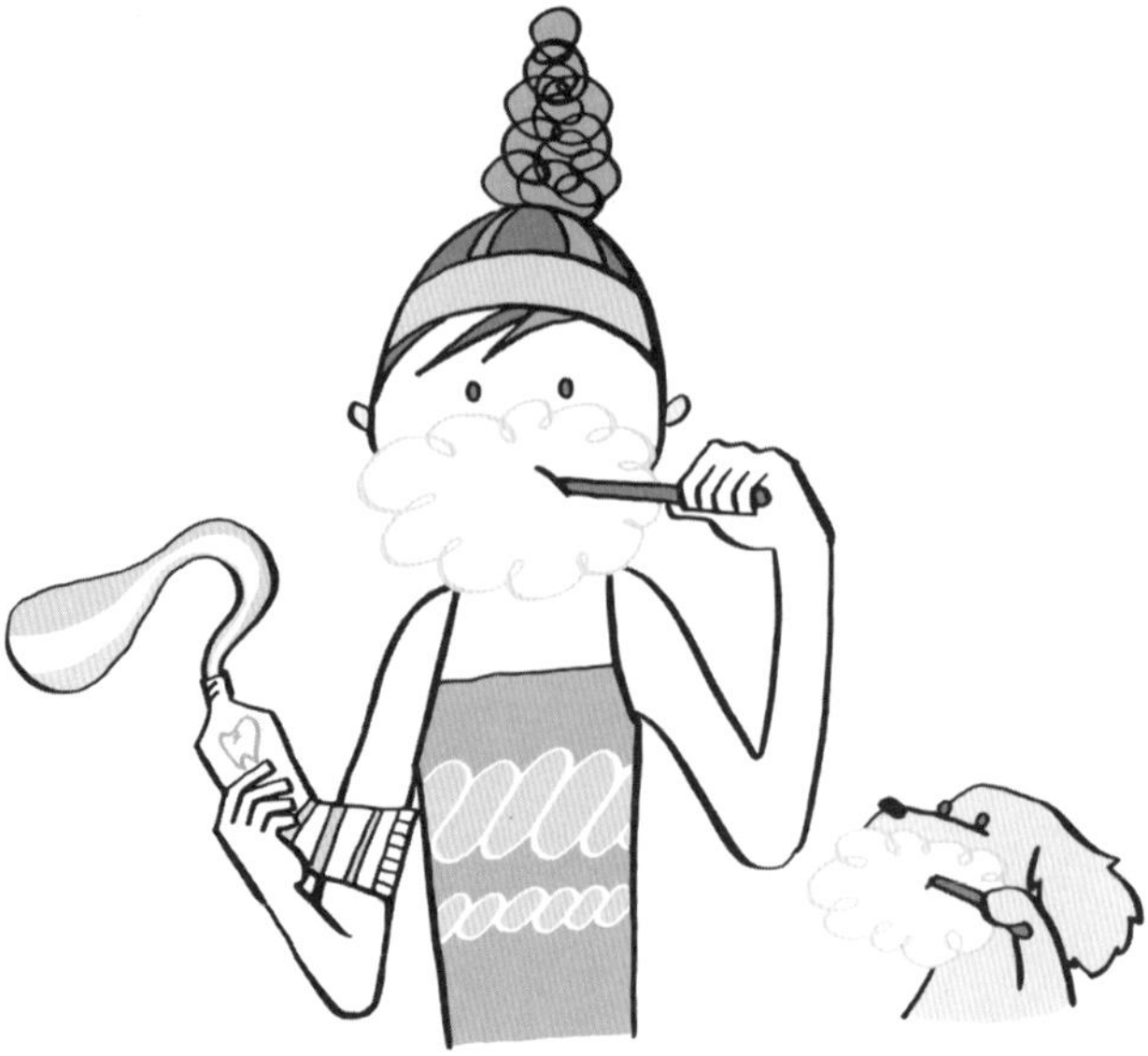

Q

もう我慢の限界
と、くじけそうになったら？

A

大きく深呼吸をして
「私は大丈夫！」と
自己暗示をかけましょう。
歯を磨くのも効果的です。

食欲に負けそうになる時、気の紛らわし方は十人十色ですが、ちょっと面白い方法で1週間を楽しみながら乗り切った方々がいるので、ご紹介してみましょう。

まずは、ダイエットスタートと同時に、**かなり複雑なジグソーパズル**に挑戦。お腹が減ったらパズルに集中することでダイエットも成功させた方。

そのほかに、以前から観たいと思っていた、**シリーズものの映画を全作鑑賞**したり、**資格試験のための勉強**に集中して、合格してしまった方もいました。

私がオススメする簡単な乗り切り方は、歯磨きです。普段の倍以上の時間をかけて、歯を一本一本ていねいに磨いてみましょう。こんなピンチの時のために、**ちょっと高級な歯磨き粉を用意しておく**のもいいですよ。「大丈夫、大丈夫、私はこの苦しみを乗り越えることができる」と自己暗示をかけながら磨いてみるのです。不思議と食欲もおさまります。

さて、次の章では、AさんBさんのダイエットプログラムの実例をご紹介しましょう。2人とも同じ期間のプログラムを実践して、結果に大差が出てしまった例です。こんなに結果に差が出たのに、ダイエット中は2人ともダイエッターの気分なのです。

なぜなら、ダイエットをスタートしたから。しかし、どうせ同じ1週間を過ごすのなら、大満足な結果にしたほうがいいですよね。

ちょっとズルしても1週間、きちんと実行しても1週間
同じ1週間なら、大満足！　な結果に

ダイエット・ドキュメンタリー
Aさんの場合

［28歳・生命保険会社勤務］

朝食	昼食	夕食	体重
1日目			
グレープフルーツ1/2 ハーブティー	チキン胸肉グリル サラダ	鰹のたたき 焼きナス	朝 **58.0kg** 夜 **58.0kg**
2日目			
同　上	焼き魚 温野菜	冷しゃぶ ゆで野菜	朝 **57.2kg** 夜 **57.5kg**
3日目			
同　上	牛赤身グリル 温野菜　＊おせんべい	ボイルチキン サラダ	朝 **56.5kg** 夜 **56.5kg**
4日目			
同　上	ゆで卵2個　サラダ ＊チョコレート3個 （コンビニ）	蒸し魚 温野菜	朝 **55.8kg** 夜 **55.7kg**
5日目			
同　上	海老・イカグリル グリル野菜	外食／豚しゃぶ ゆで野菜	朝 **54.8kg** 夜 **55.0kg**
6日目			
同　上	フルーツ プレーンヨーグルト	お魚刺身 サラダ	朝 **54.3kg** 夜 **54.5kg**
7日目			
同　上	蒸し豚 蒸し野菜	ツナサラダ （ノンオイル）	朝 **53.8kg** 夜 **54.0kg**

ダイエット・ドキュメンタリー
Aさんの場合

Aさん
身長　160㎝
体重　58.5㎏
理想体重　50.0㎏
体脂肪率　32％
スタート時の健康状態
良好　生理直後

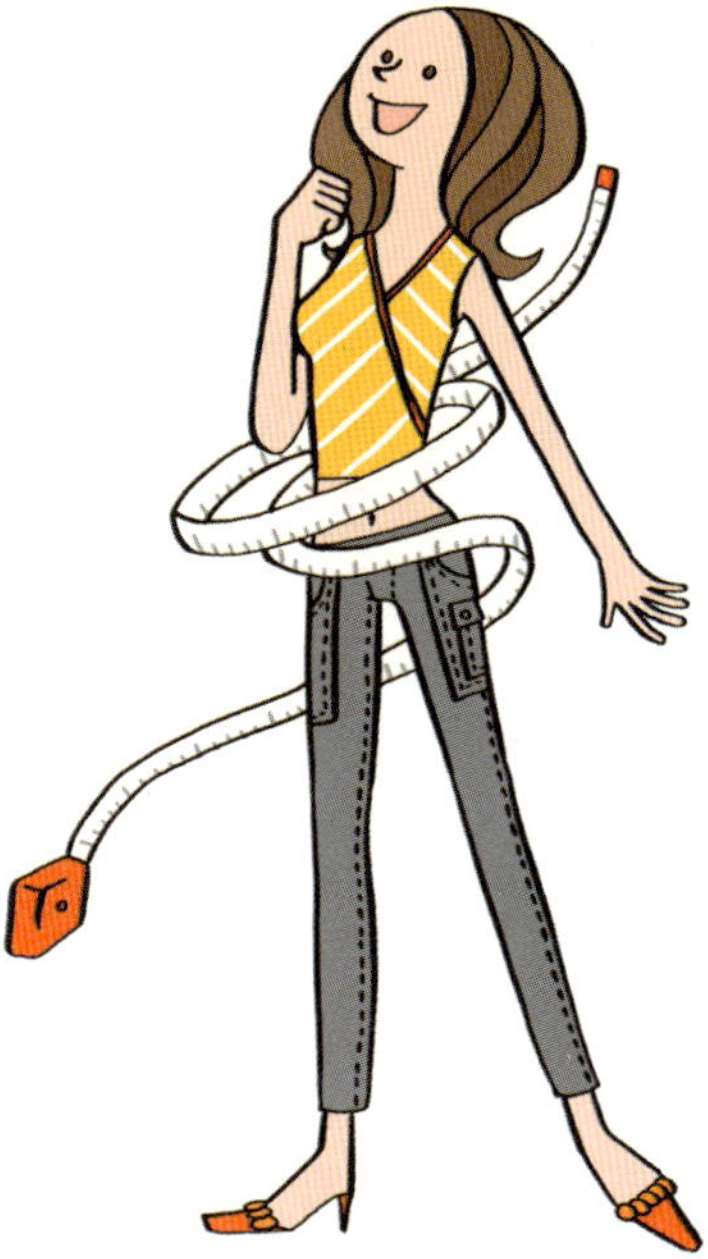

1週間のダイエットプログラム終了後、Aさんのコメント

途中、ちょっとズルしてお菓子を食べてしまったことも……。だけど、たった1週間なのだからと思い直して、お菓子を食べてしまった時など半身浴をしたり、体重にひびかないよう頑張りました。1週間でこんなに体重が落ちるなんて！　スタート前は1週間で2〜3キロも落ちるかなぁ？と思っていましたが、3日目くらいでサイズの変化を感じたので、思い切って3・5キロ減を目標にしたんです。かなり、プログラムは忠実に守ったので1週間が終了するのが楽しみでした。

結果はそれ以上の4・2キロ減！　本当に大満足！　の結果です。

ちょっとズルしても1週間、きちんと実行しても1週間
同じ1週間なら、大満足！　な結果に

ダイエット・ドキュメンタリー
Bさんの場合

［26歳・コンピュータ関連会社勤務］

朝食	昼食	夕食	体重
1日目			
グレープフルーツ1/2 紅茶	牛しゃぶしゃぶ 温野菜	焼き魚 サラダ	朝 **57.0kg** 夜 **57.3kg**
2日目			
同　上	蒸し鶏 温野菜	魚介類グリル サラダ	朝 **56.0kg** 夜 **56.2kg**
3日目			
同　上	外食／イタリアン デザート	お魚刺身 温野菜	朝 **55.6kg** 夜 **?**
4日目			
ナシ チョコレート	ゆで卵2個 サラダ　クッキー	外食／中華 飲酒	朝 **56.0kg** 夜 **57.0kg**
5日目			
プリン カフェオレ	サンドイッチ フルーツ　ケーキ (コンビニ)	グリルチキン スープ	朝 **?** 夜 **?**
6日目			
グレープフルーツ1/2 ハーブティー	外食／洋食屋 お弁当	外食／居酒屋 飲酒	朝 **56.5kg** 夜 **?**
7日目			
ベーグル 紅茶	肉野菜炒め 温野菜	しゃぶしゃぶ	朝 **57.2kg** 夜 **?**

ダイエット・ドキュメンタリー
Bさんの場合

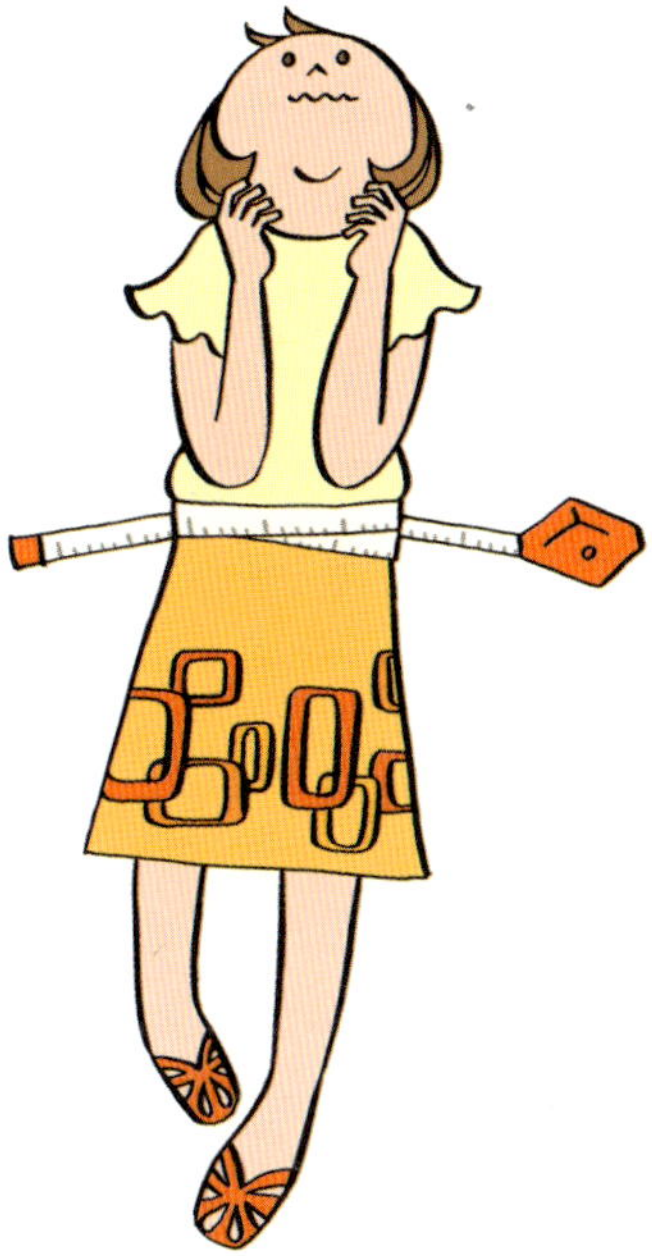

Bさん
身長　163㎝
体重　57㎏
理想体重　52㎏
体脂肪率　29%
スタート時の健康状態
良好　生理後1週間経過

1週間のダイエットプログラム終了後、Bさんのコメント

最初は順調だったんですが、3日目の昼食からメニューが崩れてきたような……。

早いうちに挽回しようとしたのですが、外食が続くうちに何を食べていいのかよくわからなくなってしまって……体重は落ちないし、気持ちは焦るし、いただきもののケーキにも手をつけてしまい、実は書いていないだけで間食はもっとしていて（ズバリ、そのことは指摘されました）。だんだん体重を測るのもいやになってきて。

なんとなく、いつもよりは気をつけたつもりだったんですけどね。体重が全然減らなくて残念です。

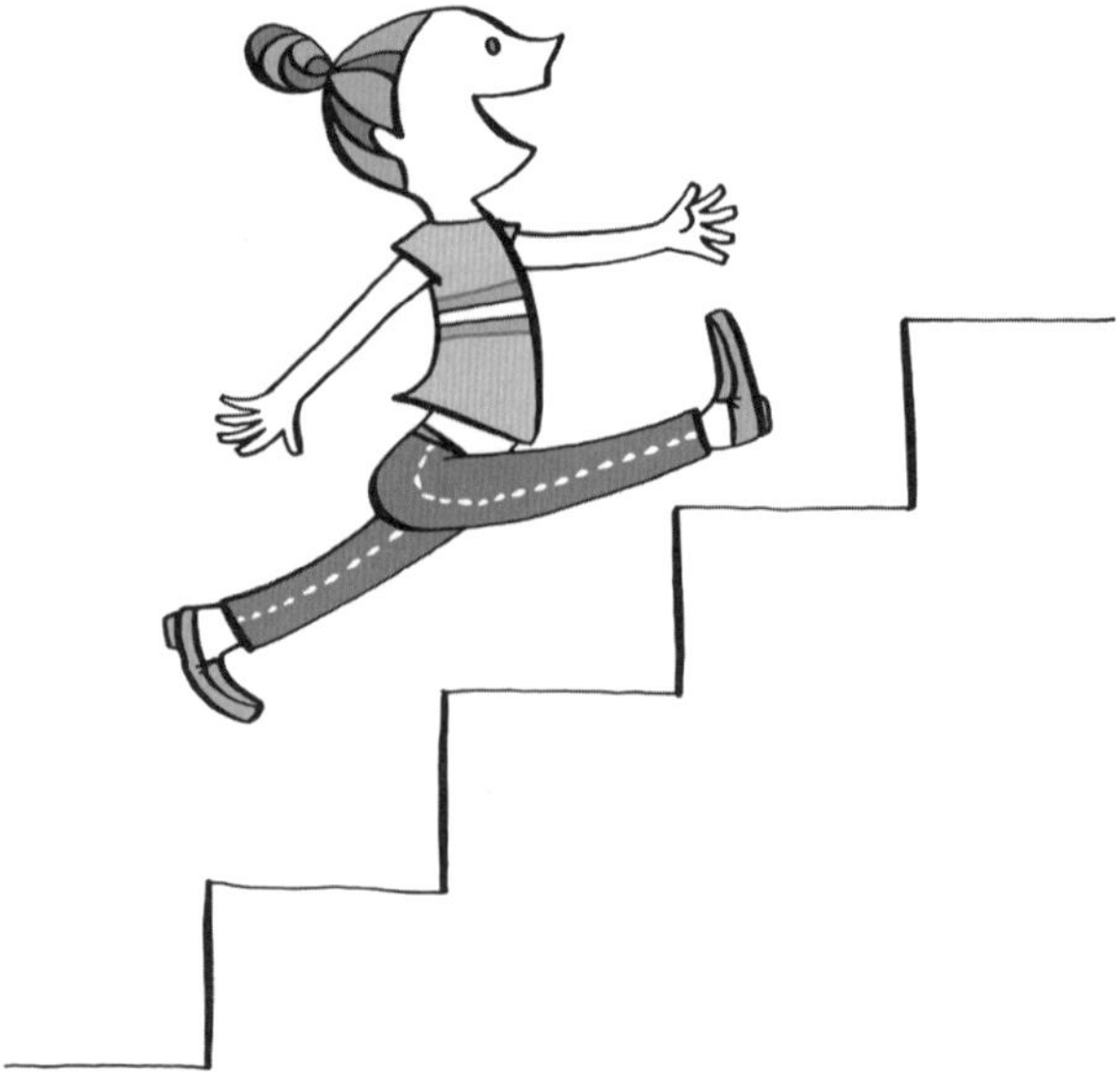

Q

1週間でどれくらいのリセット効果があるのでしょうか？

A

ダイエットを「やり遂げた」という達成感を得ることで、いろいろなリセット効果も実感できます。

このリセットダイエット法を1週間、プログラムどおりに実行すると、**「やり遂げた！」という大きな達成感**がかみしめられます。この、心身ともに感じられる大きな達成感は、プログラムを守って、きちんと減量できた方にしか得られない喜びです。

そして、同時にあなたの身の回りも見渡して見ましょう。オフィスの机周りやお部屋の中など、いつの間にか、**スッキリ整頓**されていませんか？

ダイエットを成功させる方の傾向として、お掃除好きになることが多いようです。いつか片付けようと思っていた余分な荷物は、余分な脂肪同様、あなたには必要ないものだったのです。余分なものはスッキリと整理し、ライフスタイル全般までも、美しくシンプルにリセットされた感覚を味わえるでしょう。

仕事や恋愛、スキンケアなどは、努力がすぐに実るとは限りませんが、ダイエットは結果が、すぐ目に見えます。**脂肪もスッキリ、身の回りもスッキリ。**結果が出ると、それがまた活性剤となり、さらに美しさにも磨きがかかり、もっと大きな減量目標へとつながったりします。

思わず、「やった～！」とスキップでもしたくなるようなポジティブな感覚は、誰でも味わうことができるのです。覚悟を決めて1週間、頑張った人にだけもれなくついてくる、とてもハッピーでハイな気分なのです。

大きなサイズの洋服は思い切って処分してみましょう。

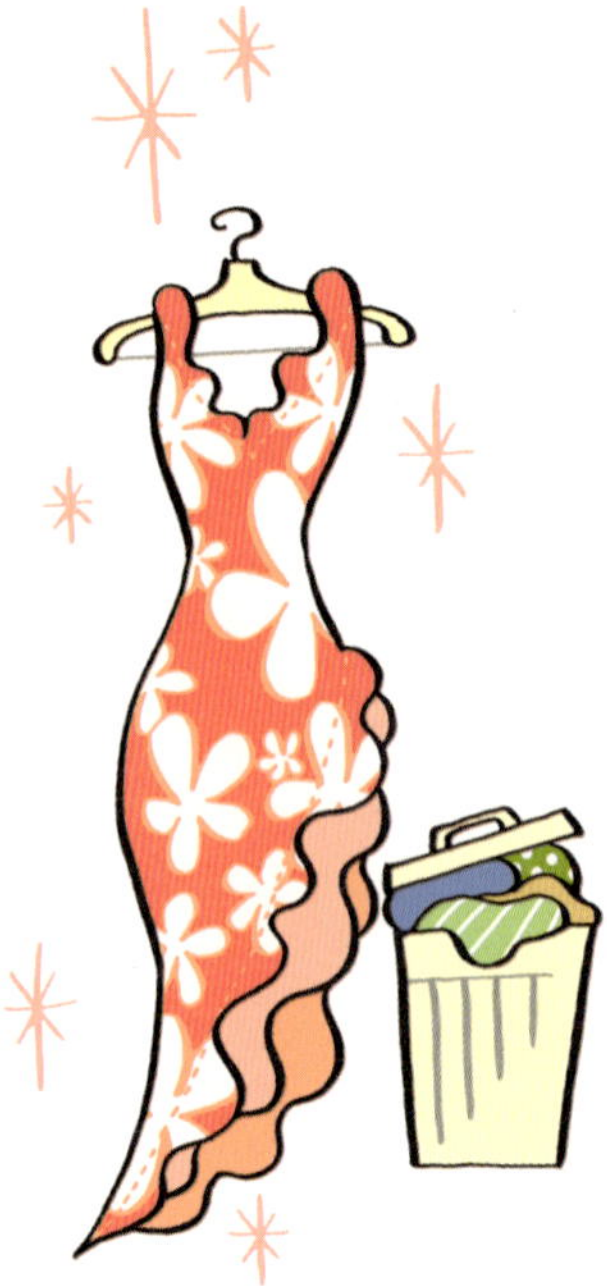

Q

洋服のサイズがころころ変わります。マズイですか？

A

このサイズの服しか着たくない！　と心に決めましょう。そうしないと体も甘えが出るのです。

あなたのクローゼットに入っている洋服のサイズは何種類ありますか?

「質問の意味がわからない」と思う方も、「ハッ!」とされる方もいるのではないでしょうか。これまでの人生で、少しずつ体重が増え、そのたびに洋服を買い、その結果、いろいろなサイズの洋服が入っている方って案外多いんですよ。

「いつか着るかも」と思うと、どれも処分できなかったりします。しかし、このダイエットを実行してスリムになったからには、思い切ってクローゼットの中もスリム化しましょう。大きなサイズの洋服は**サイズを詰めるか、処分しましょう。**

大きなサイズの洋服が手の届く範囲にあると、無意識のうちに、ちょっとくらい太ってもいいかと思ってしまうんです。その安心感がやっかいです。結果、ヨーヨーダイエッターになってしまう人が実に多いのです。

せっかく体がスリムになっているのですから、これからはメリハリのある、スリムな体を強調するようなデザインの洋服を選び、**オシャレの幅を広げて**みてはいかがですか。

また、大幅に減量される方は、ちょこちょこ小さなサイズの服を買わないほうがいいですよ。私はこのサイズの洋服しか着たくない。そう強く心に決めましょう。そうすると、不思議なことに体も自然とそのサイズに合うようになるのです!

Reset DIET | ダイエットカルテ 5

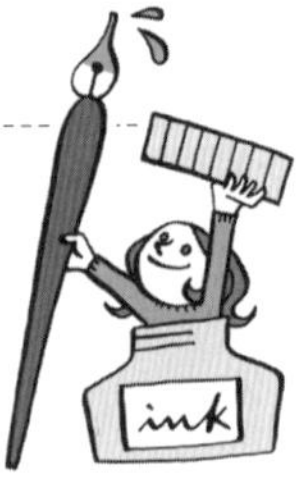

ここでのテーマは「あなたを応援」です。
あなたが今まで感動したことや美意識が刺激されたことを書き出しておきましょう。それはあなたがダイエットスランプになった時や、「もうダメだ、ひと口食べちゃお」と思った時に、止まらせてくれる魔法のチアーアップ・ツールです。できるだけたくさん思い出してみてください。きっとあなたを助けてくれるはずです。

［**チアーアップ・ソング**］
これを聴くと、がんばろー！　と思える歌を書き込みましょう！

［**チアーアップ・ムービー**］
これを観ると、ムムムとやる気が出てくるような
映画ってありますか？

［**チアーアップ・ブック**］
小説でも、エッセイでも、マンガでも、
お気に入りの写真集でもOK!!

［**チアーアップ・シーン**］
スポーツの劇的なゴールの場面とか、
「やり遂げた感」が強く、感動的なもの!!

LESSON 7

ダイエットスランプを乗り切るコツはココにある

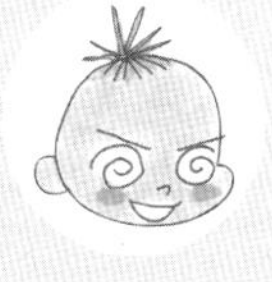

できるだけ外食しないこと。あと、お酒も絶対にノー！
だって、1杯でも飲めば、自制心が利かなくなる。
ダム決壊のごとく食欲があふれだすのよー。
OH！　危険、危険。

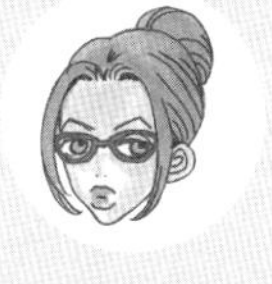

ホルモンバランスでのスランプ期なんて
誰にでもあるし、すぐに過ぎるのよ。
うまくスランプの波を乗り切って。
やっぱり危ないのはお出かけ&外食かなー？　グルメ大国、日本は
美味なものがあふれてますからね……ふぅ～目の毒だわ。

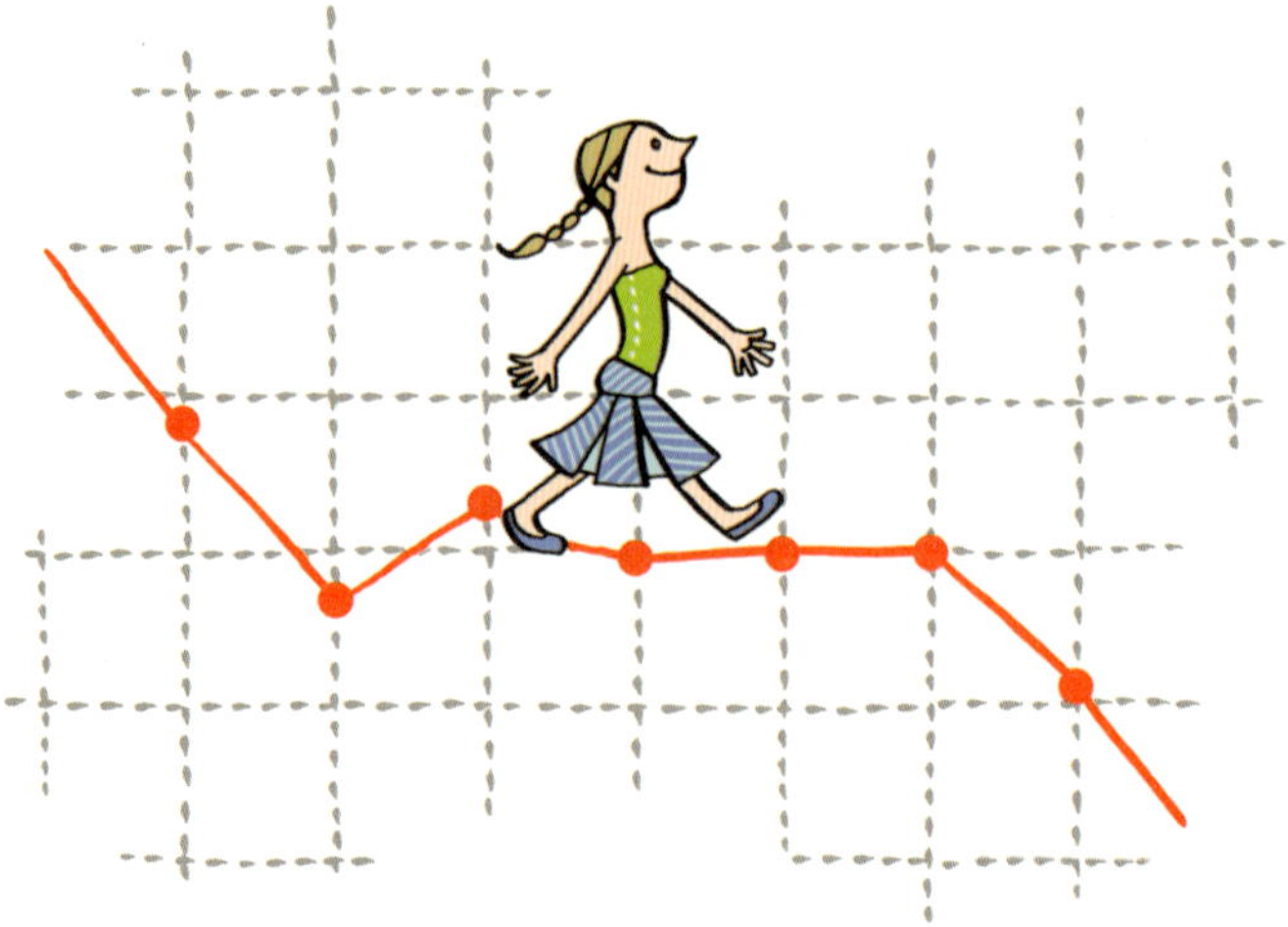

安心して、停滞期は誰にでもあるのです。

Q

思うように体重が減っていかないんです。

A

スランプの波は必ず誰にでもやってきます。イライラせずに乗り切ると大きな目標達成が。

あなたは今、ダイエット何日目ですか？　順調に体重が落ちている人もいると思いますが、思うように体重が減らない人は「なんで痩せないの？　もーやだ！」と泣きたい気分なのではないでしょうか。

でも、大丈夫ですよ、停滞期は誰にでもあるのです。ダイエットは**体重の減りやすい時期と、減りにくい時期を繰り返しながら、**1キロ、また1キロと減量していくのです。体質によってもダイエット効果の出方は異なります。条件をまったく同じにして1週間を過ごしても十人十色の結果が出るものです。

それに、正しいスタート日だと思って実行したけれど、ホルモン周期が数日ズレていたとか、ダイエット中に体調を崩したりしたら、結果も思わしくないかもしれません。

しかし、今までのデータ上、健康体の方で全条件がそろって、**1キロも減らなかったという方はひとりもいません。**ですから、基本的にダイエットスランプは誰にでもあって、むしろそれは成功にはつきものだと考えてください。「4キロ減量目標！」と意気込んで始めたのに、1キロ減でストップ。がっく〜ん、なんて思わないで。だって、1週間前と比べたら1キロも減っているんですよ！　千里の道も一歩から。この道を通らずして、マイナス4キロ、マイナス10キロはあり得ないのです。

半身浴でいっぱい汗をかいて、ダイエット効果アップ!!

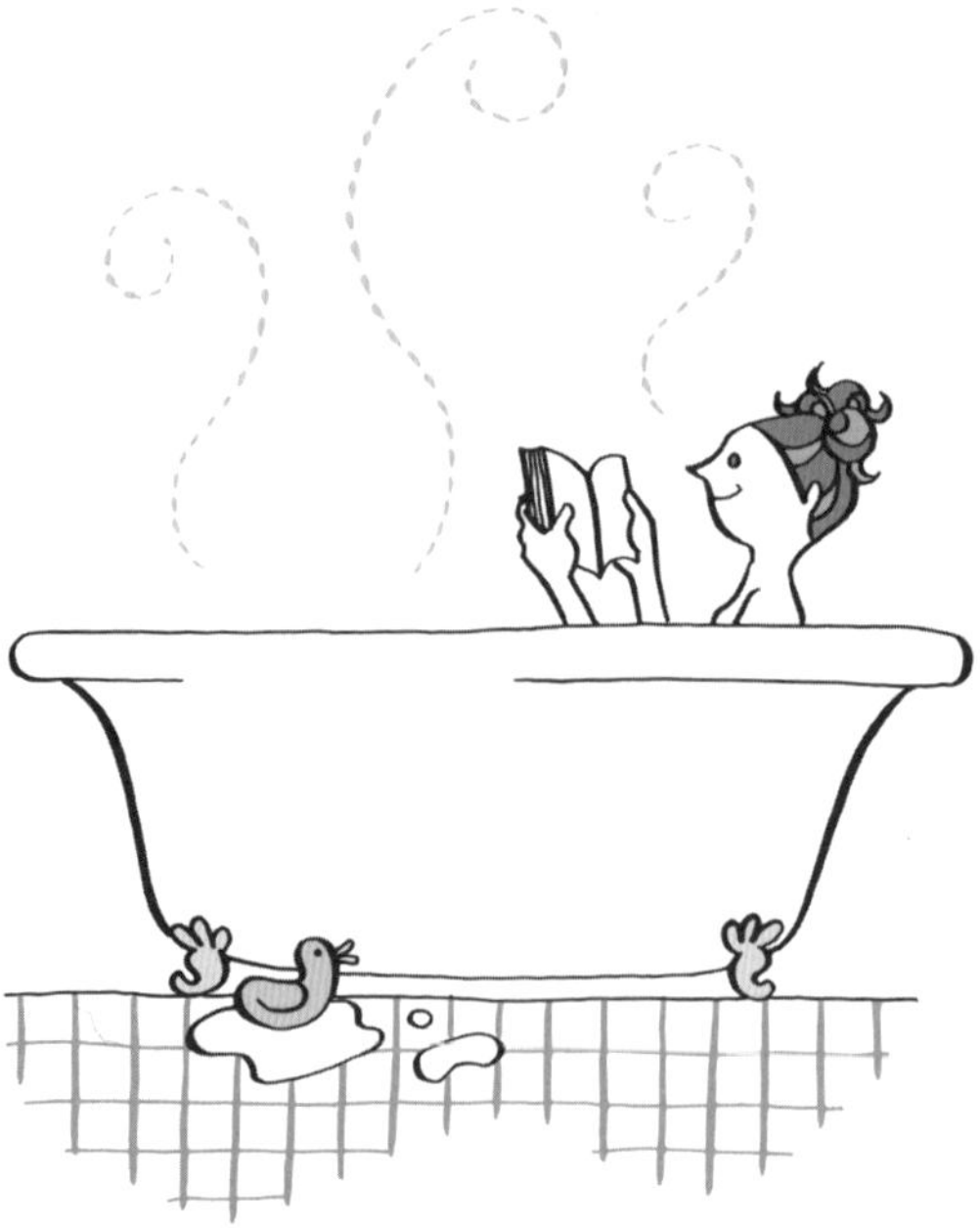

Q
体のむくみをとるのに
いい方法はありますか?

A
半身浴が簡単にできて
オススメです。
体もスッキリして、
気分転換にもいいですね。

ダイエットプログラムに忠実に従っているのに、思うように減量できない場合、疲れやストレスが原因で、**体内の水分代謝がうまく働いていない**ことが考えられます。腎臓機能が低下している状態でしたら、病院での診察が必要になりますが、このあたりの判断は、微妙なものなので普段の体調と比べてみてくださいね。

トイレの回数はいつもと比較してどうですか。1日のトイレの回数が2、3回少なくなるだけでも体はむくみ、ヘタしたら体重はすぐに1キロくらい増えてしまうんです。むくみを感じたら、余分な水分は体外に排出させる努力も大事です。

オススメは半身浴。バスタブにいつもよりも熱めのお湯（40〜42℃）を、みぞおちから下くらいまで入れます。発汗を促す入浴剤や、日本酒を入れてもいいですね。

1回につき10〜15分くらいを目安に、半身浴と休憩を何回か繰り返しましょう。

それと、入浴前後に**必ず水分の補給**をすることを忘れないでくださいね。

血液中の水分量が発汗によって減少します。それがすぎると、血液が濃く凝縮されたような状態になり危険なのです。くれぐれも無理はしすぎないように。

さらに、発汗によって老廃物を体外に排出させ、新陳代謝も活発になればお肌もつるつるキレイに、血行もよくなり疲れもとれる。体重が落ちにくい時は、イライラせずに半身浴で気分転換も楽しいものです。

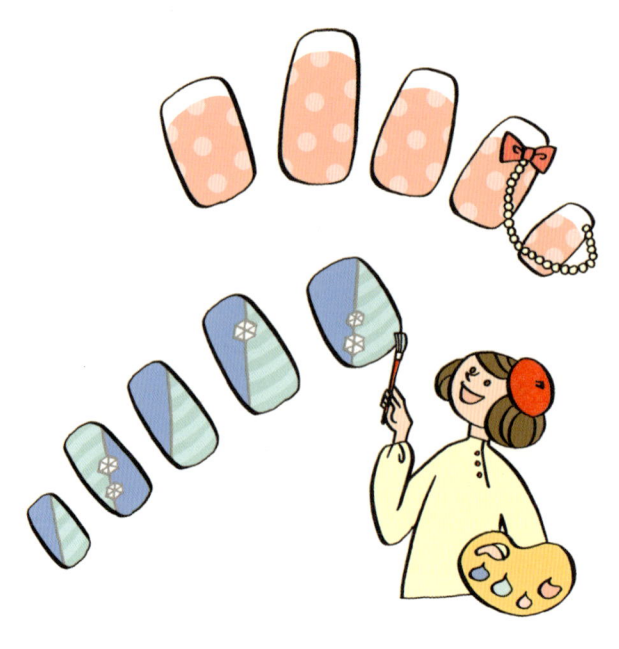

Q

痩せるだけでなく、
もっとキレイになるには？

A

ダイエットと同時進行で、
普段なかなかできなかった
パーツのお手入れを
してみましょう。

LESSON 7「ダイエットスランプを乗り切るコツはココにある」

ダイエット期間中は、お食事時間は規則正しく、間食もナシとなると、けっこう暇な時間ってあるんだなぁと感じることも多いのではありませんか。

せっかく時間もたっぷりあってダイエット中なのですから、ここは「**美容週間**」と考えてみるのはいかがでしょうか。普段なかなかできなかった細かいパーツのお手入れをしてみましょう。痩せてスタイルがよくなることも大切ですが、つやのあるキレイな髪、潤いのある美しい肌、キレイなネイルは、ますます美人度をアップさせます。パサパサの傷んだ髪や、荒れた肌は女性としてマイナスポイントですよ。

私が、オススメのボディマッサージスクラブ剤の、自宅でも簡単に作れる方法をお教えしましょう。「**ホホバオイル＋はちみつ＋天然塩**」を適量ざっくりと混ぜます。硬すぎず、柔らかすぎず、トロッとするくらいがグッド。充分に入浴し体が温まった、お風呂を出る直前がマッサージタイム。

ボディマッサージ後、お湯で軽く流して、タオルで体の水分を押さえる。適度なオイル分が体に残って、入浴後のボディクリームが必要なくなりお肌につやが出ます。

ダイエットと同時進行で、美人度がアップしていけば、やる気も倍増します。さあ、確認してみましょう。マニキュア、ペディキュアは完璧ですか？　脱毛はＯＫですか？　パーツ磨きはたくさんあるのです。余裕のある時間を有効利用しましょう。

「数日後にはまったく別な自分が待っている」と強くイメージしましょう。

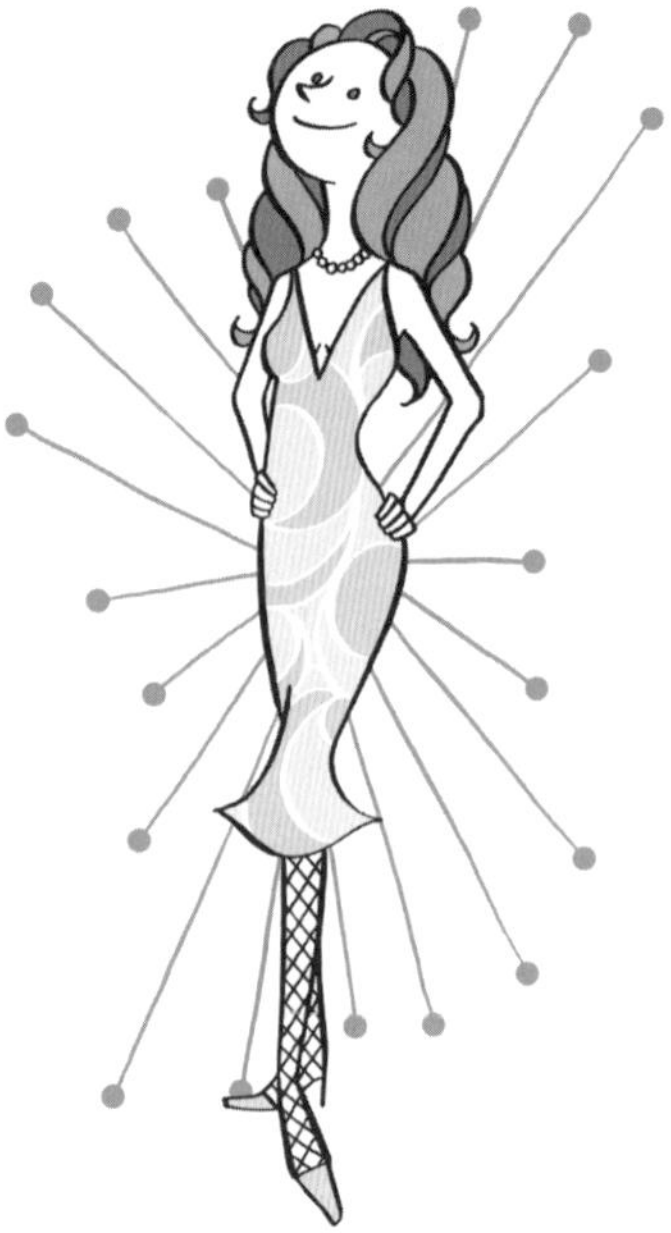

Q

理想の自分へ、
より早く近づくには
何が効果的？

A

**あなたがなりたい姿を
強くイメージしましょう。
イメージがクリアであると
近づきやすいのです。**

LESSON 7「ダイエットスランプを乗り切るコツはココにある」

今まで、ちょっとしたダイエットスランプの時の過ごし方を提案してきました。

ここではダイエットスランプを乗り切る最高のコツをお教えしましょう。それは「数日後の自分の姿を強くイメージする」ことなのです。

ほら、よく10年後、自分がどうしていたいかという夢を、リアルに描くと近づくって言うじゃないですか。それと同じことで、**数日後のなりたい自分をイメージ**してダイエットするのです。

5キロ体重が落ちて、○号のパンツがはけた。ゆったりとしたバスタイムを利用して磨き上げた髪や肌はつやつや。マニキュアもペディキュアもキレイ。脱毛もバッチリ。余分な贅肉もとれて気分もスッキリ。

正しいダイエット法を覚えたし、食習慣の悪癖もわかってよかった。などなど、あと数日ガマンすればいいことずくめですよ。

あなたが憧れるスタイルの人（タレントさんなど）の写真を、124ページに貼ってみるのもいいかもしれません。「こんなスタイルになりたい！」その想いは、あなたが痩せたらぐぐっと現実に近づくのです。

スランプに負けてはイケマセン。スランプに打ち勝つのはプラスのイメージ力。必ず目標体重になります。**数日後にはまったく別の自分がいる**のですから！

篠塚蘭美以＆安野モヨコ対談

Part 2
「美意識について」

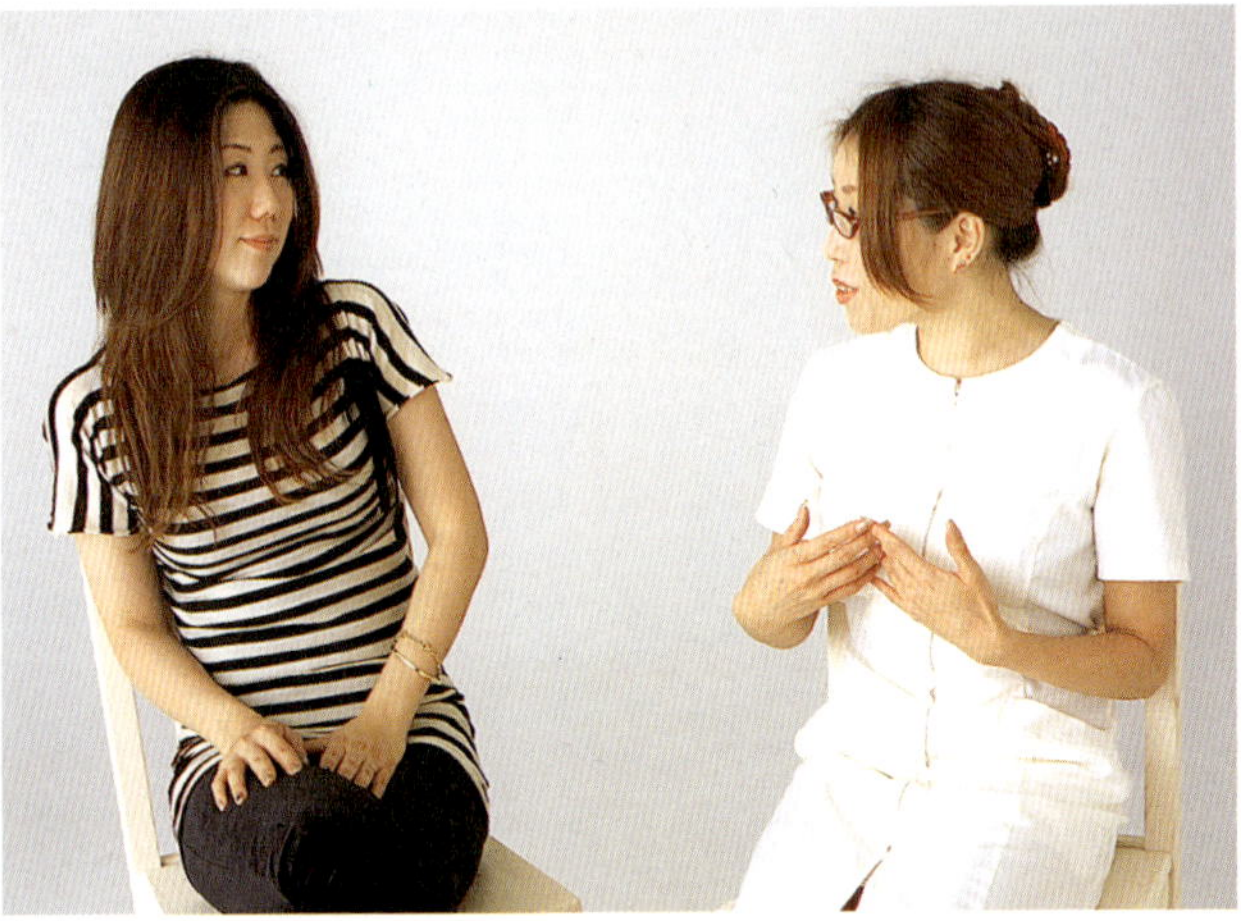

Shinozuka
La vvie
×
Anno Moyoco

Shinozuka La vvie × Anno Moyoco

Part 2「美意識について」

（篠塚・以下略） 安野さんのダイエット体験談を聞いていたら、すごくスンナリ成功したんだなあって、あらためて感じたんですけど。本当のところ、1週間の間に**挫折しそう**になったり、**コレはツラかった**っていう思い出はなかったんですか？（笑）

（安野・以下略） そうですね……。実は一度だけ外食の機会があったんですよ。映画の完成披露試写会に出たあと、パーティーに出席したんですけど、あれはツラかったですね（笑）。ワインにシャンパン、オードブルからメインまで、ホテル西洋銀座のケータリングが目の前にズラーッと並んでいて。あの時ばかりは、一緒に行った友達に「**食べ物を見る目つきが恐ろしいよ**」と言われました（笑）。

その時はどうしたんですか？

なんとか手を伸ばさずフルーツだけを食べました。すでにダイエット3日目だったから「ここまで頑張ったのを無駄にしたくない」っていう思い

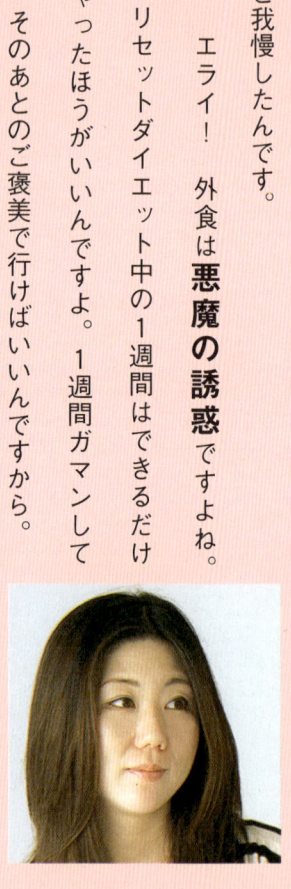

でグッと我慢したんです。

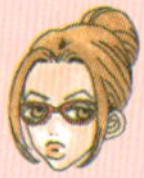

エライ！　外食は**悪魔の誘惑**ですよね。リセットダイエット中の1週間はできるだけ断っちゃったほうがいいんですよ。1週間ガマンして痩せて、そのあとのご褒美で行けばいいんですから。

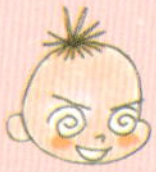

そうですね。私が思うに、特にダイエット2日目の夜までは**絶対に人に会わないほうがいい**ですよ。2日目の夜って、いちばん食欲の魔の手が忍び寄る時期なんですよ。しかも、まだ1日半しかダイエットをやってないから、「ま、いいか……」なんて思っちゃう。そこで食べ始めると、**ダム決壊！**のごとく食欲のトリコになる危険性があるから（笑）。

これは最初の1週間じゃなかったんですけど、まだダイエットモードが続いてる時にツライことがありました……。

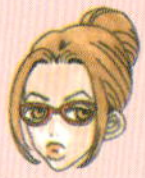

自分の意志が試される時ってありますよね（笑）

Shinozuka La vvie × Anno Moyoco

Part 2「美意識について」

小さな誘惑ですけどね、周囲には「ダイエット中」って宣言していたにもかかわらず、女友達が**仕事場にケーキ**を持ってくるんですよ。そういうパターンってよくありませんか？　こんな時に限って友達がっていう。その時も「ちょっと冗談やめてよ」と言ったんだけど、友達は「もう充分痩せてるよ」って。その手に乗ってはいけない、私はまだまだ痩せたいんだって思い直してました。一口パクッと食べちゃうと、また、食べたい気持ちが出てくるし……。もう、それは意志との戦いですよね。

そう。人の目は甘いですからね。特に**同性の目は甘い**。自分のベスト体重っていうのは、自分にしかわからないものじゃないですか。だから、他人の言葉に惑わされずに、自分が満足のいく体重とは何キロなのか考えて。その理想体重を常に意識しておくっていうのがダイエットするうえではすごく大切なことなんですよ。

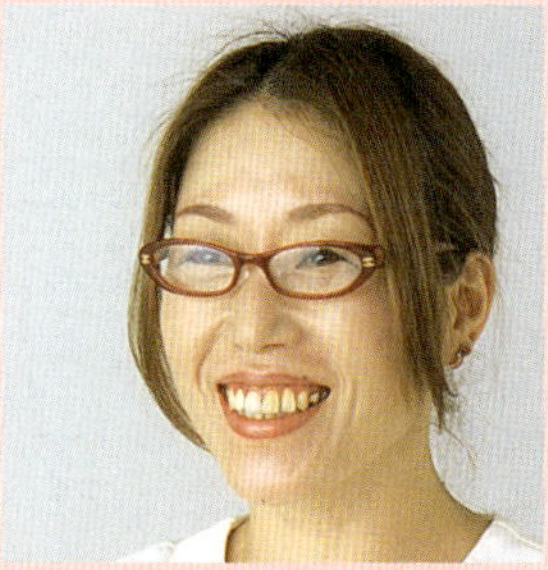

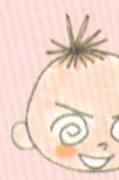

ホントですね。たしかに2キロなら、他人から見たら、「2キロなんてたいして変わらない」と思うかもしれないけど、私自身にとってその2キロはすごく重いんですよ。2キロ痩せたら、今まではいてた**パンツやスーツのシルエットがキマったり**するわけですよね。逆に太ったら反対のことが起こるわけで……。それを、他人の言葉に甘やかされて「ま、いっか」と思ったら、キレイにはなれないなあって思います。

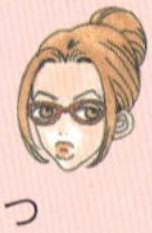

そうなんです。そういう美意識を持ちつづけることが、ダイエットにとっていかに大切かっていうことなんです。美意識ってそれぞれ持ち方が異なっていて、それは本人にしか作り出せないものなんですけど。

たとえば、女性ならオシャレ心という美意識がダイエットにとても役立つ。このサイズのジーンズをはきたいから、絶対にこの体重はキープしておこうみたいな美意識に沿って**モチベーションを上げる**といいと思うんです。私も、いつまでも背中が大きく開いたアメリカンスリーブをカッコよく着こなしたいから、背中と

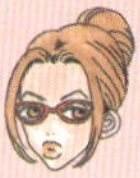

Shinozuka La vvie × Anno Moyoco

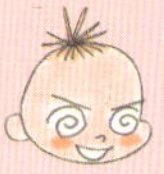

Part 2「美意識について」

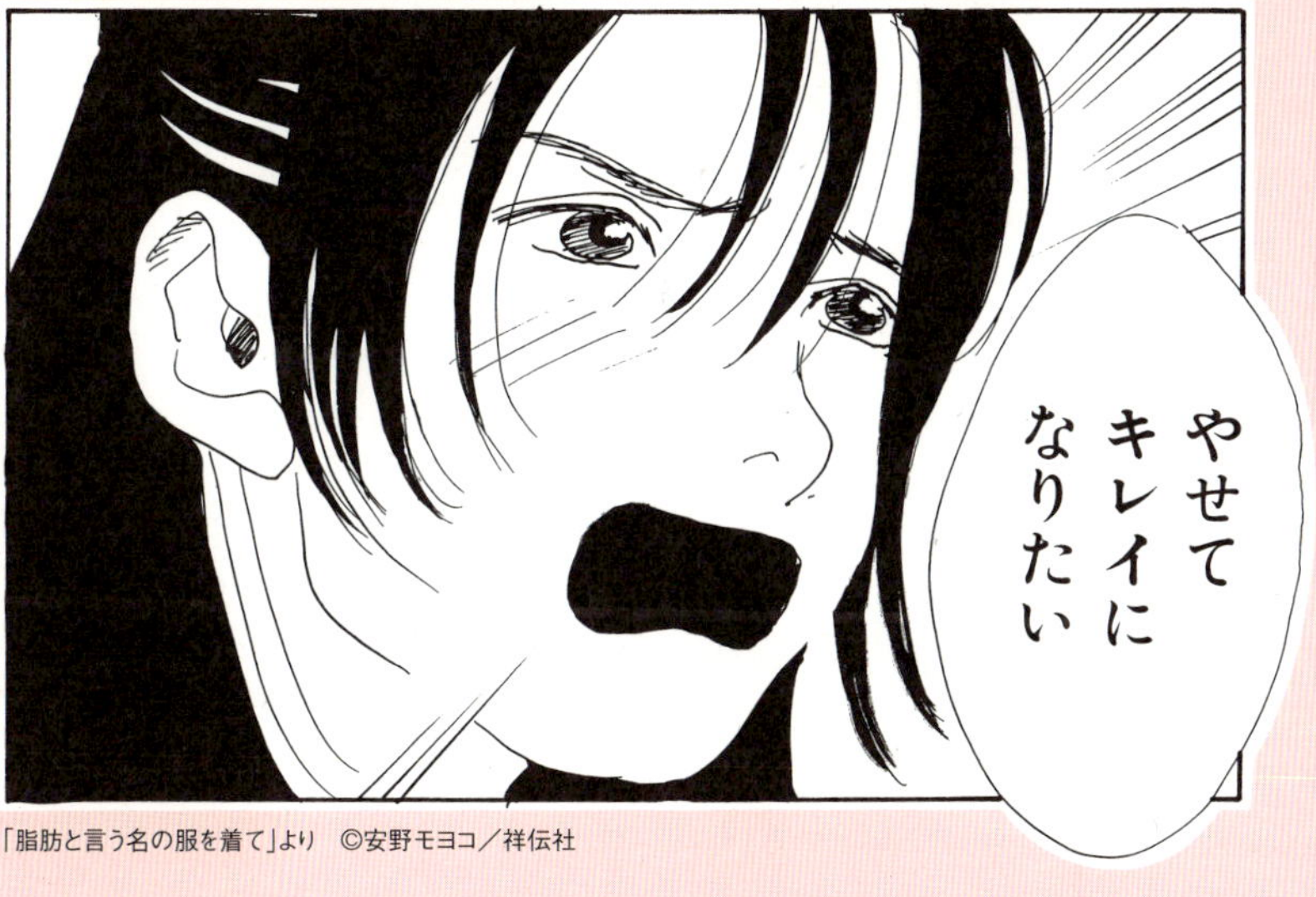

「脂肪と言う名の服を着て」より　©安野モヨコ／祥伝社

ひさびさに会った友人や知人が、「キレイになったな～」と思うことってありませんか？　これって大体が「痩せてすっきりした」とか「お顔が引き締まった」という印象からなんですよね。悲しいことに「あの人、太ってキレイになったわね～」って、まず無いんです。〈篠塚〉

二の腕のぜい肉は絶対つけたくないとか、いつも思いますもの。

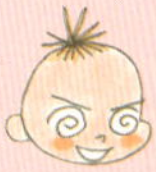

わかります。オシャレを楽しむ心っていうのは、ダイエットに必要。私、ここのところしばらく、**スエット**を上下で着ていたんですよ。すっごくかわいいデザインがお気に入りなんですが、毎日、そればかりはいてたら、太りました。だって、**すべてを覆い隠す**じゃないですか、スエットは（笑）。もっと体のラインが出る服を家でも着て、鏡をきちんと見ておこうって思いまして。ジャージ素材のスカートはいても、上はピッタリしたカットソーを着ておくとか……。毎晩、お風呂あがりには、大きな鏡の前に立ってボディチェックしてみるとか。あと、街を歩いていて、**ショーウィンドーに映る自分に「ノー！」**って思うことも多いんですけど（笑）。あれは、ダイエット心を鼓舞してくれますよね。

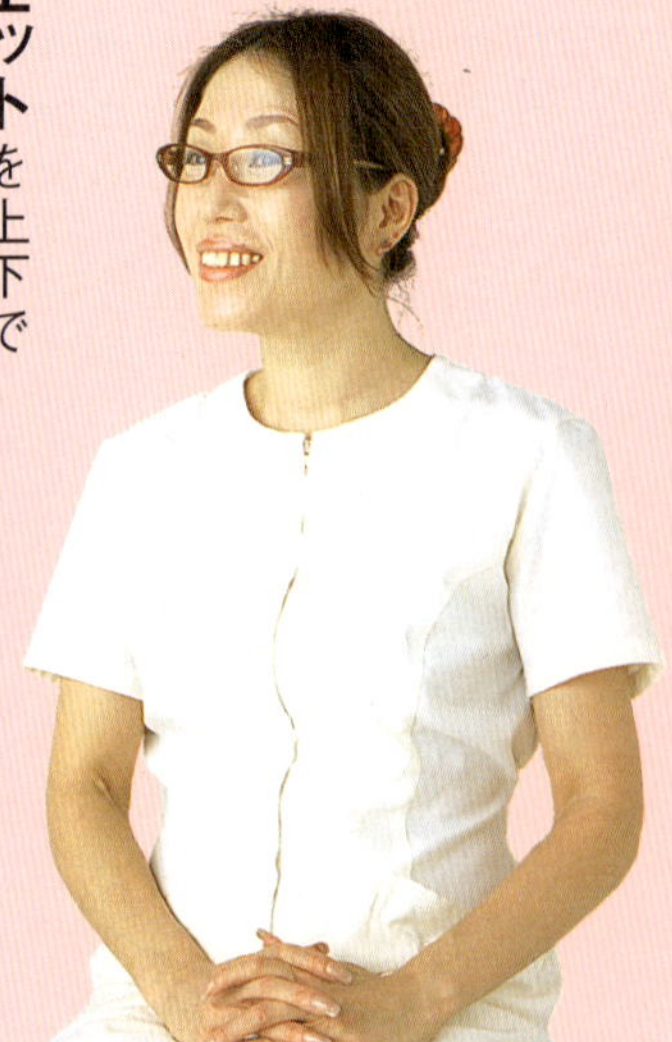

Shinozuka La vvie × Anno Moyoco

Part 2「美意識について」

常に体に意識を持っているというのは基本ですよね。

太り始めて鏡を避けるようになると、だんだん、自分のことがキライになって、「ブスでもデブでもいいや」っていうやさぐれた気持ちになってきちゃうじゃないですか(笑)。それよりは鏡や**ショーウィンドーフェチ**になって。ちょっとナルシスト入ってるくらいに、自分を好きでいられるといいと思う。自分好きな人は、自分を大切にして手をかける。ダイエットもうまくいくし、キレイでいられる気がしますね。

そのとおりです。それと、私もそうですけど、安野さんも普段いろんな人に会って、美意識が高まるっていうところもあるのではないですか？

叶姉妹とか、お会いしましたけど、スゴかったです。キレイな自分を人に見せるための努力を

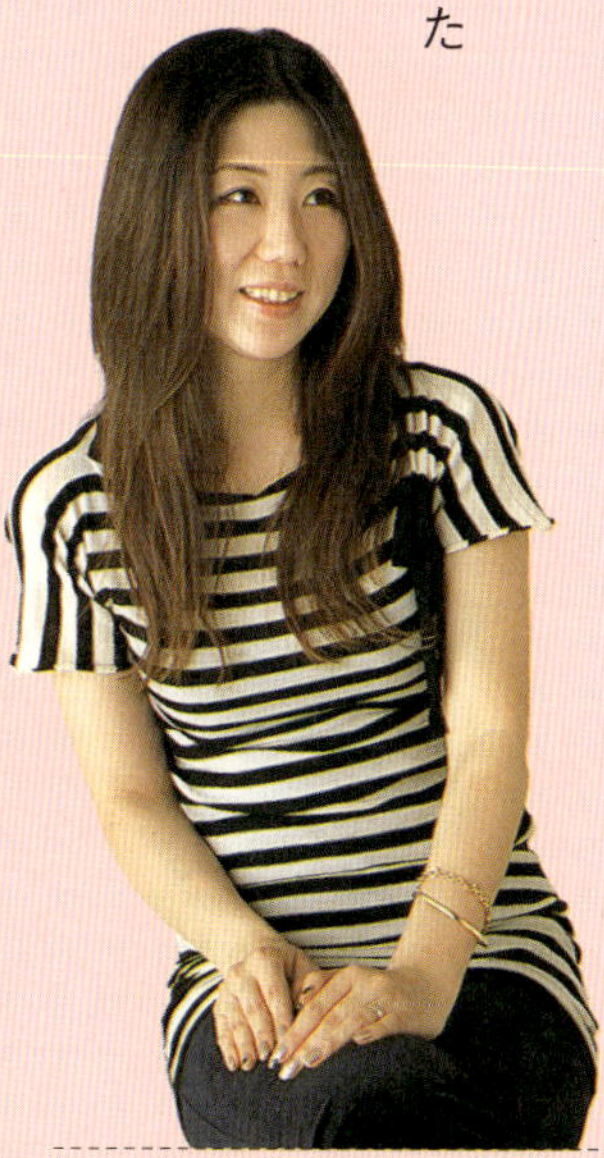

してますからね。若い女優さんは本当にキレイなんですけど、その素材ゆえの美しさとも違う。努力して磨かれたキレイだから迫力あるし、見ていて励まされるものはありましたね。あと最近は「007」見て、ハル・ベリーってキレイだなあとか、うっとりしたりしましたけど。ただ、どちらもスゴすぎる。普通の日本人である私としては手の届かないキレイさなので、あんまり遠いものに憧れすぎるのもいけないと思うんですけど（笑）。

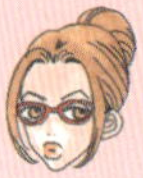

そうね（笑）。安野さんの美意識はすごく高いけど、そのへんの**バラン**

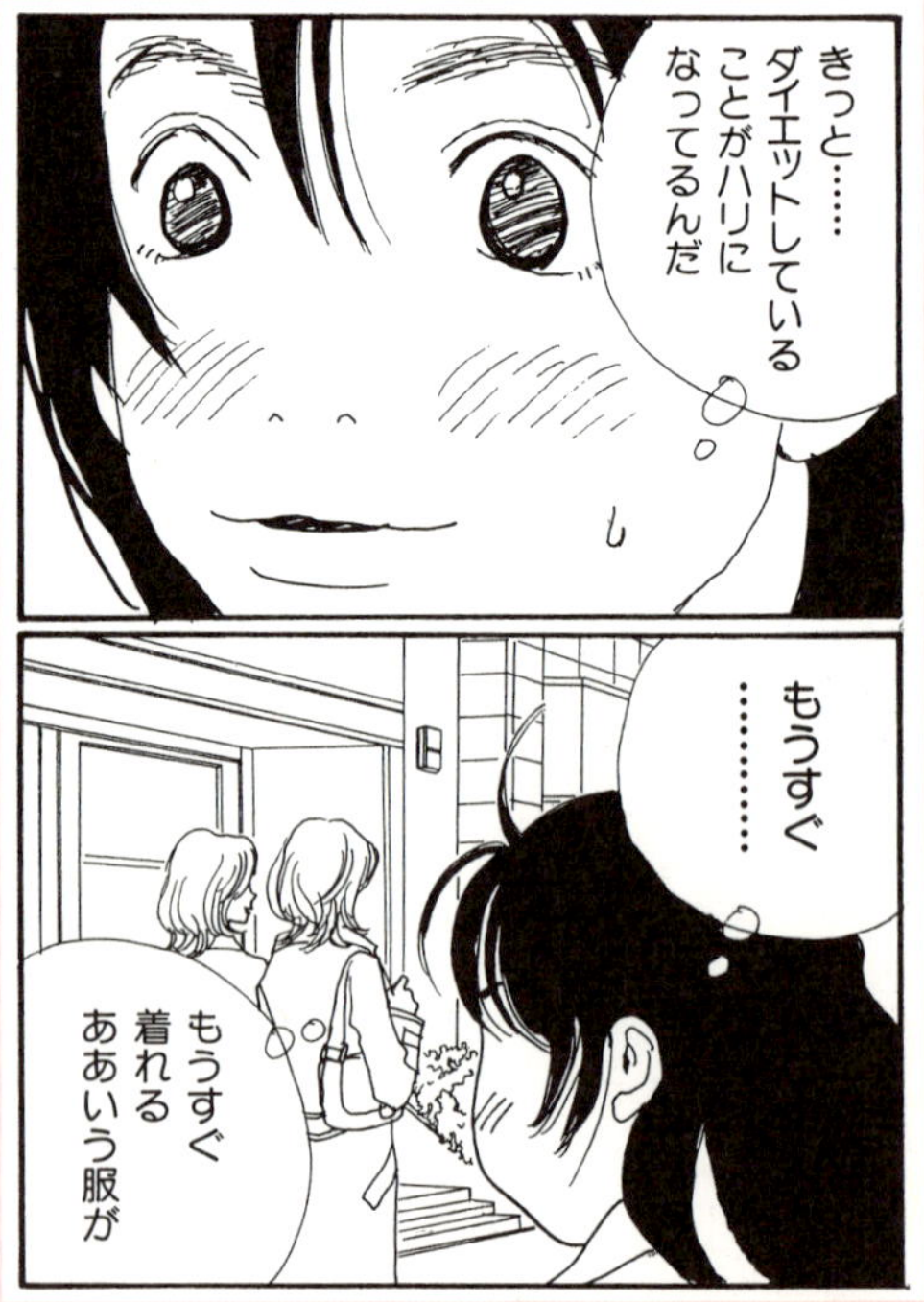
きっと……
ダイエットしている
ことがハリに
なってるんだ
もうすぐ
……
もうすぐ
着れる
ああいう服が

「脂肪と言う名の服を着て」より　©安野モヨコ／祥伝社

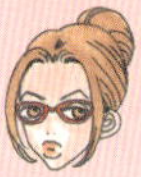 Shinozuka La vvie × Anno Moyoco 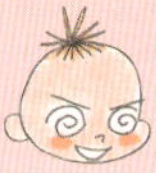

Part 2「美意識について」

スがいいと思うんです。美容をテーマにした連載をしているから、美容オタクに思われがちだろうけど、私からしたら安野さんは「かわいい」ライン。美容命じゃない、純粋にかわいいものが好き、キレイなものが好きっていう、**オタクすぎずゆるすぎないライン**にいる。だから、楽しみながら美を磨いているし、その幸せそうな感じが支持されるんじゃないかしら？　安野さんのマンガで描かれている女の子にも表れていると思うんですけど、そういうバランス感覚はダイエットするうえで、ぜひみんなにも学んでほしいと思います。

それから、「私って美意識が低いかも」と思う人も、まずはダイエットにチャレンジしてみるといいと思う。そこで3キロ痩せて、ひとつ好きなお洋服が着られると楽しくて、今度はメイクの研究をしてみよう、髪型を変えてみようっていう思いが生まれる。自然と美意識が高くなっていくんですよね。今度は、パサついてる髪の毛をなんとかしよう、ニキビを治そうとか。自分を磨き上げるうちに、またダイエットする意欲がわいてきたりしてね。

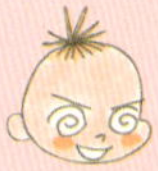

努力していると感じずにキレイを磨けるようになったら、きっと、**一生キレイでいられます**よね。女の人の体は繊細だから、仕事ガンバリながら、ダイエットもガンバリすぎるって難しいと思うんですよ。ストレスでホルモンバランス乱れたり、それが体重に表れたりするし……。ダイエットだけじゃなく、健康という意味においても、体に意識と美意識を持つといいと思う。

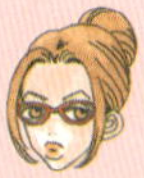

そう、まずは健康っていうのはいちばん大事。健やかな心と体、そして美意識が美しいボディを作るんですよ。これからも、楽しみながら健やかにキレイを目指しましょうね！

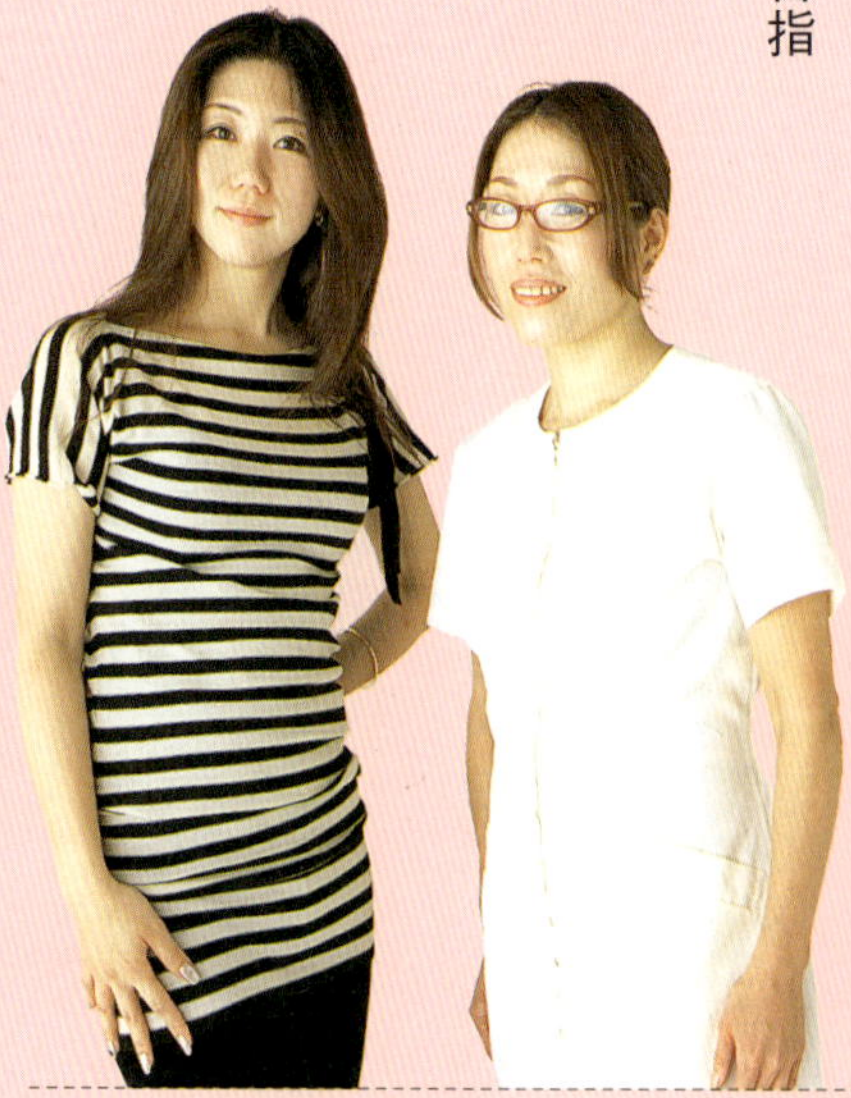

LESSON 8

2週目は、少しクールダウン

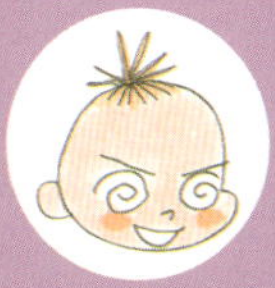

私、リセットダイエットの1週間で5キロ痩せてすぐ
美容の取材でアーユルベーダのペンションに
1週間隔離されたのです。
そのせいか、ドカ食いすることもなく……。
減った体重をキープ→固定への道を歩めました。

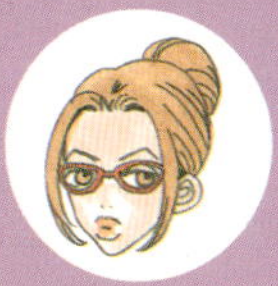

クールダウン期は少しだったら
頑張ったご褒美にスィーツもOK！　だけど、
この2週間目で確実に脂肪を脱がなきゃね。
この時期は1週目の自分をねぎらいつつ、
これからのお食事の仕方も学習する時期ですね。

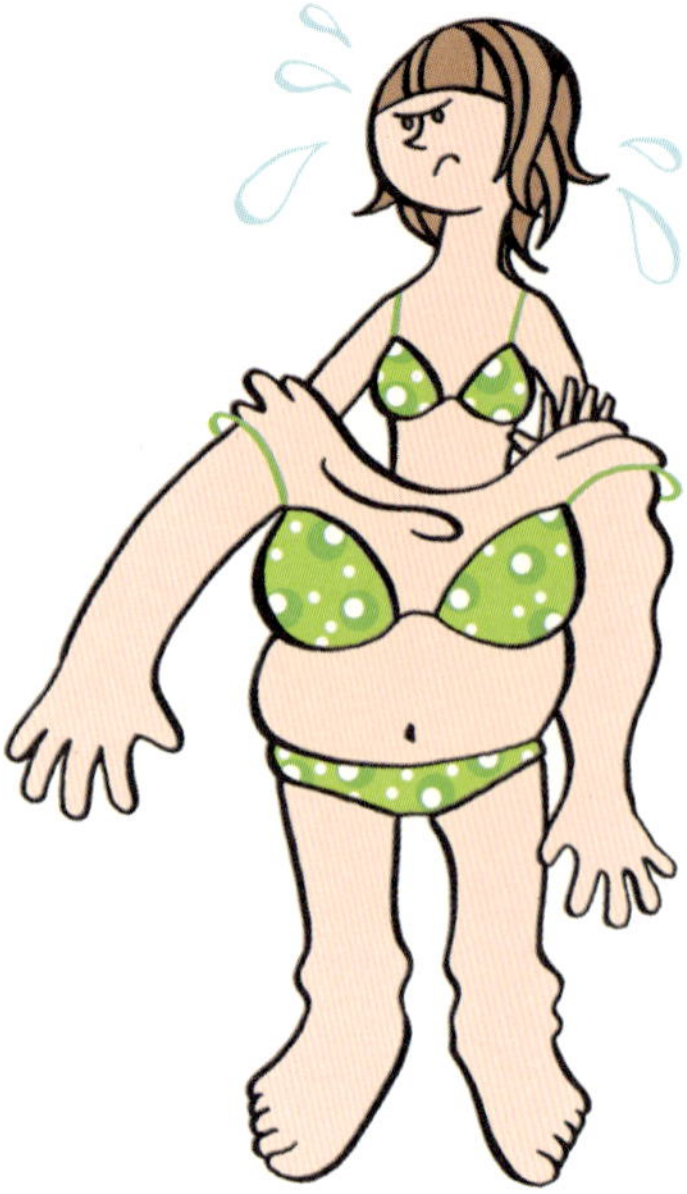

Q

1週間のダイエットが終わったら食べていいんでしょう?

A

まだ気をつけましょう。確実にあなたが脂肪を脱ぐのは、これからの1週間にかかっています。

1週間のダイエットプログラムは無事に終了しましたか。どれだけ減量ができたでしょうか。でも「もう終わった〜！」と思っていきなり暴飲暴食はしないでくださいね。

この1週間で減った体重は、まだ確実に〝あなたのもの〟ではありません。

例えば、5キロの減量が成功しても、その中身は水分や老廃物も含まれていて、決して**脂肪だけが5キロ減ったわけじゃない**のです。脂肪を1キロ燃焼させるには、約7200キロカロリーの熱量が必要といわれています。

成人女性が、1日に必要とされるカロリーを大体1800キロカロリーとして単純計算すると、4日分にもなるのです。理論的にも、通常の生活をしつつダイエットを行なっただけでは、1週間で脂肪を5キロ燃焼させるのは無理なのです。これを知っておくと、ダイエット直後のリバウンドの防止に役立ちます。

このダイエット法は、あくまできちんとお食事をし、今までのお食事の問題点を理解し、ダイエットのためのお食事とはどんなものかを学習して、美しく痩せるという方法です。ですから**2週目**は、さらに確実に体脂肪が燃焼するよう、**身をもって学習したお食事法**を意識しつつ、ゆっくりとクールダウンしましょう。

炭水化物は控えめにしながら、この1週間は、減量した**体重を維持する**ことに意識をおいてみましょう。

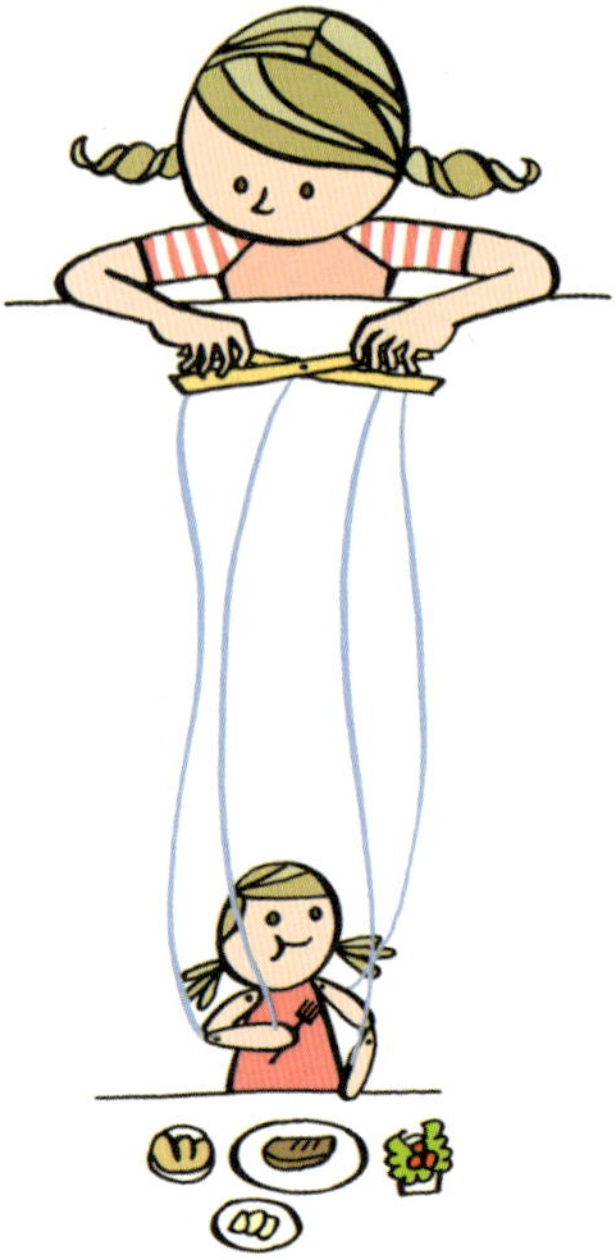

体重を維持して、楽しめるお食事の習慣化。

Q

ダイエット成功後の
維持の仕方がわかりません。

A

美味しいものを
少量いただいたり、
外食の前後で内容を調整。
お食事コントロール術を
覚えましょう。

この2週目で覚えてほしいのが、せっかく減量できた体重を維持しながら、楽しめるお食事の習慣化です。お食事内容は、やはりたんぱく質、ビタミン、ミネラル類を中心にとってください。プログラムでは禁止していた、豆類（お豆腐、納豆など）はＯＫです。炭水化物やＮＧフードは絶対ダメではありませんが、**早い時間（日中）に少量**を心がけてください。

お菓子やアルコール類も、少量ならば、いただいてもかまいません。しかし、**あくまで頑張った自分へのご褒美感覚**でいただきましょう。外食は、充分、気をつけてください。１週間、いろんなお誘いをガマンしていたぶん、一度の外食から坂道を転げ落ちるように食生活が乱れていった方を見ていますからね。

毎日、体重を測り、食事日記を書きつづけてください。体重が増え始めたら、即、炭水化物やご褒美のお菓子も禁止しましょう。このクールダウン期は、これからのお食事の仕方を学習する期間でもあるのです。美味しいものを「少量」食べれば太らないこと、多少食べすぎても、**次の日の食事調整ですぐ戻せるノウハウ**を身につければ、いつの間にか体重が３キロも４キロも増えていた、あ～ぁ、またやっちゃった、なんてことはなくなるハズです。

ダイエットを繰り返さないためにも、この時期を大切に過ごしましょう。

1週間のプログラム終了後の変化を再確認してみましょう。

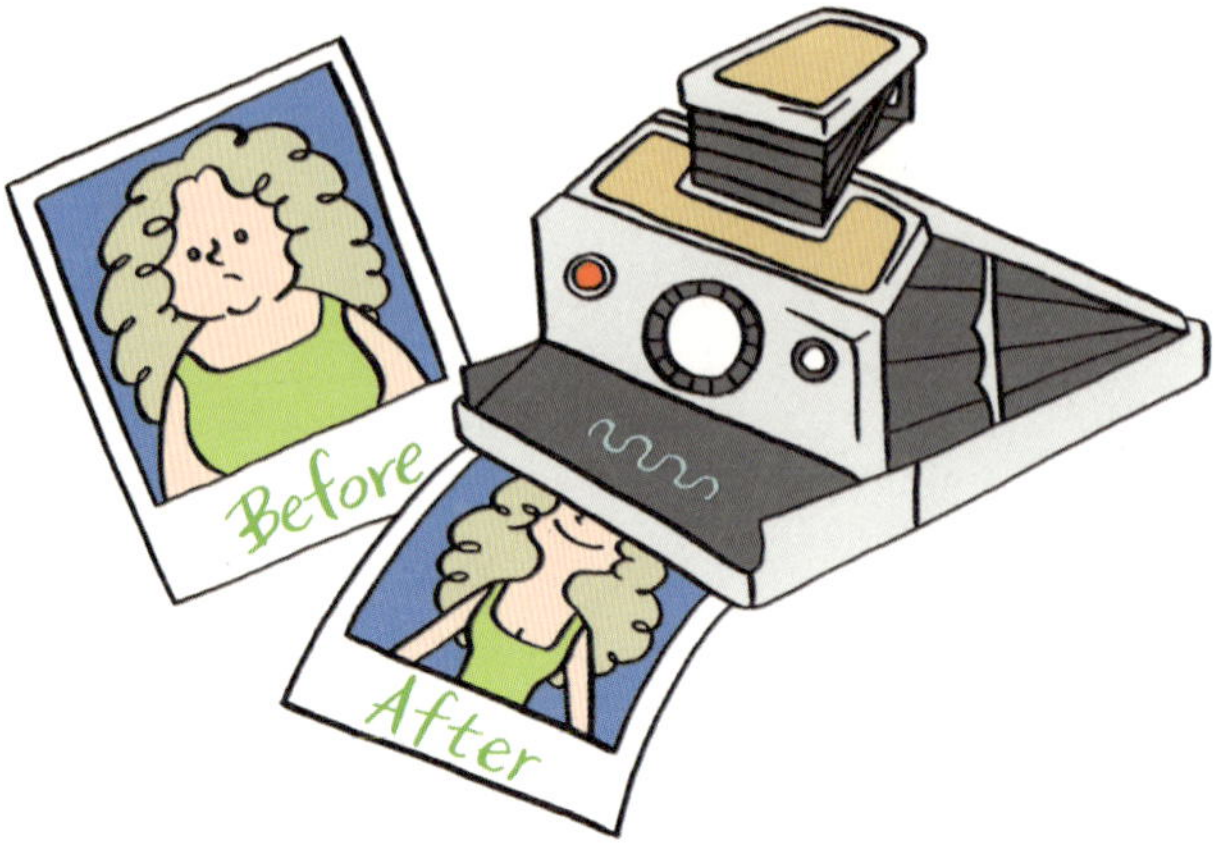

Q

どのくらい変化したか、
実感する方法は
何がいいですか?

A

**ダイエット後のあなたの
姿を写真に収めて、
以前のあなたと
見比べてみるのも
いいですよ。**

ダイエット成功後の自分の変化を実感することで、「もっとキレイになりたい」というモチベーションが磨かれるものです。

あらためて、**ダイエット後の変化を確認してみましょう。**体重・体脂肪の変化や見た目の変化はどうですか？　今までキツかった洋服がスルッと入ったり、外見の変化を実感すると、より大きな達成感を得られますよ。

食に対する意識が変化したことにも気づきませんか。肥満というのは生活習慣病です。当たり前のように食事をしていると、自分の食生活って正しかったのかどうかなんて、深く考えないものです。

また、ホントーは変えなきゃマズイ、変えたいけどきっかけがなかった、と思っている方は、案外多いんですよね。

あなたにとってこのリセットダイエット法は、肥満の根本的な原因を思い切ってリセットするために大変有効だったでしょう。

このプログラムをやり遂げた、**あなたの姿を写真に撮って、次のページに貼ってみるのはいかがですか。**今、前向きになっている気持ちを日記にメモしておくのもいいですね。１週間前とは大きく変化したあなたの姿は、今後のあなた自身を励ます大きな宝物になるはずです。

Reset DIET | ダイエットカルテ 6

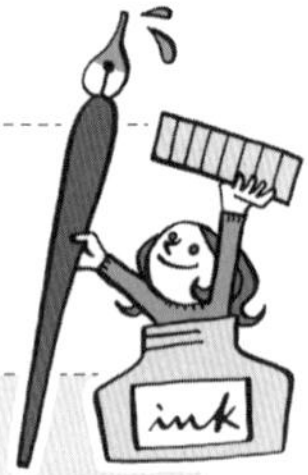

今のあなたの姿を写真に撮って貼ってみませんか？
これは大切なお守りになるはずです。

あなたが減量できた体重は何キログラムですか。減量できたキロ数と同じ重さの、お徳用ペットボトル入りのサラダオイルを持って、体重計で測ってみましょう。どうですか、ビックリしたでしょ。これだけあなたは頑張ったのですよ！

LESSON 9

さぁ、ここからは リセットダイエットの 復習です！

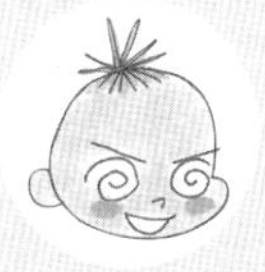

リセット体験から3年。食への意識も、体型も
ややユルミつつあるので(笑)、
リセットダイエットを再びやります(宣言)。
お気に入りのパンツやスーツのシルエットが
キマるようにしたいですね(決意)。

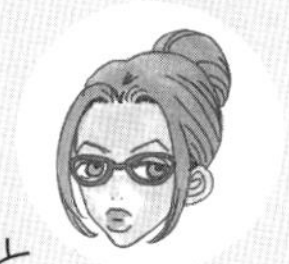

ダイエット後、しばらくたつと
気がゆるみますからね。気をつけないと
危ない危ない！　15キロ痩せてすぐに
15キロ戻る……カウンセリングをしていると、
何度もこんな大変なことを繰り返してる人っているんです。
精神衛生上よくないですよー！

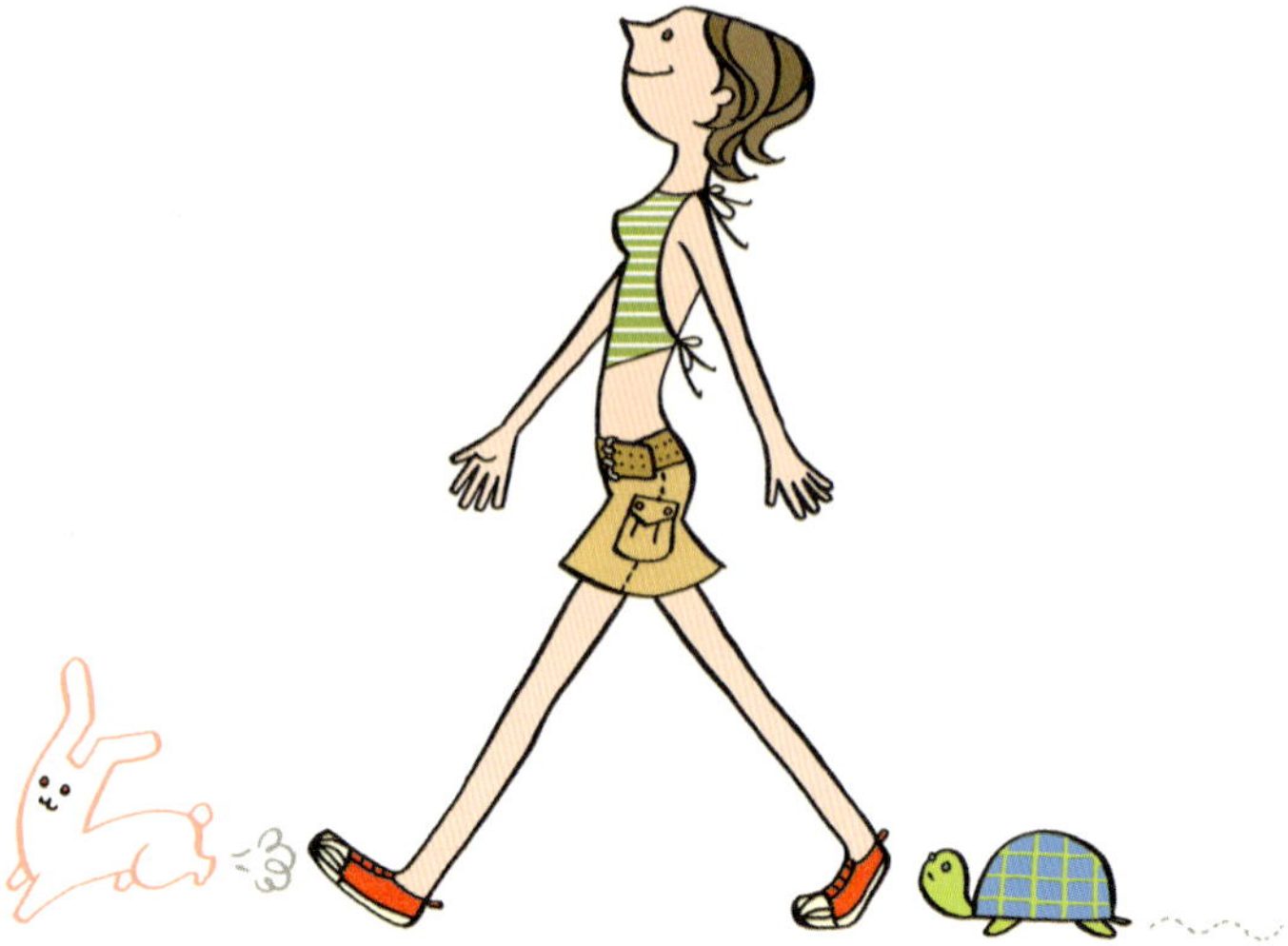

Q 体重を落とすペースはどのくらいがいいのですか?

A 減量のペースは無理をしすぎず、だらだらしすぎずです。ゴールを目指し確実なペース配分を。

ここからはリセットダイエットの復習です。あなたは最初に何キロ減量しようと目標を立てましたか。もう一度ここで22ページのカルテを見直してみましょう。

減量のペース配分は、無理をしすぎず実現しやすい数値として、1カ月で5キロ、2カ月で7キロ、3カ月で10キロと設定するのがいいと思います。

「1週間で3キロ減らせたから、1カ月で12キロ痩せます！」なんて単純計算はしないようにしてください。そんなに無理をしてはイケマセン。理想的なのは、1カ月の中で、痩せやすい時期を選んで、このダイエットプログラムを実行して2〜3キロ減、ちょっと停滞する時期は体重キープを心がけ、その後も減量&リバウンド&キープを繰り返しながら、1カ月が過ぎた時に確実に5キロ減量できているのがいいと思います。

無茶な目標を掲げて無理をしすぎると、当然ストレスもたまり、めちゃ食いしてリバウンド！　こんなことでは、いつまでたってもダイエットスパイラルの中をぐーるぐる。目標体重はおろか、全然体重変わらないじゃん、ということになります。

さらに、ダイエットが長くなると、気持ちもだらけて、ダイエットがエンドレスになります。自分の目標体重を目指し減量のペース配分をしましょう。減量のペース配分のコツは、**ダッシュしすぎず、だらだらしすぎずですよ！**

スランプの時は日記を見直して気持ちを新たにしましょう。

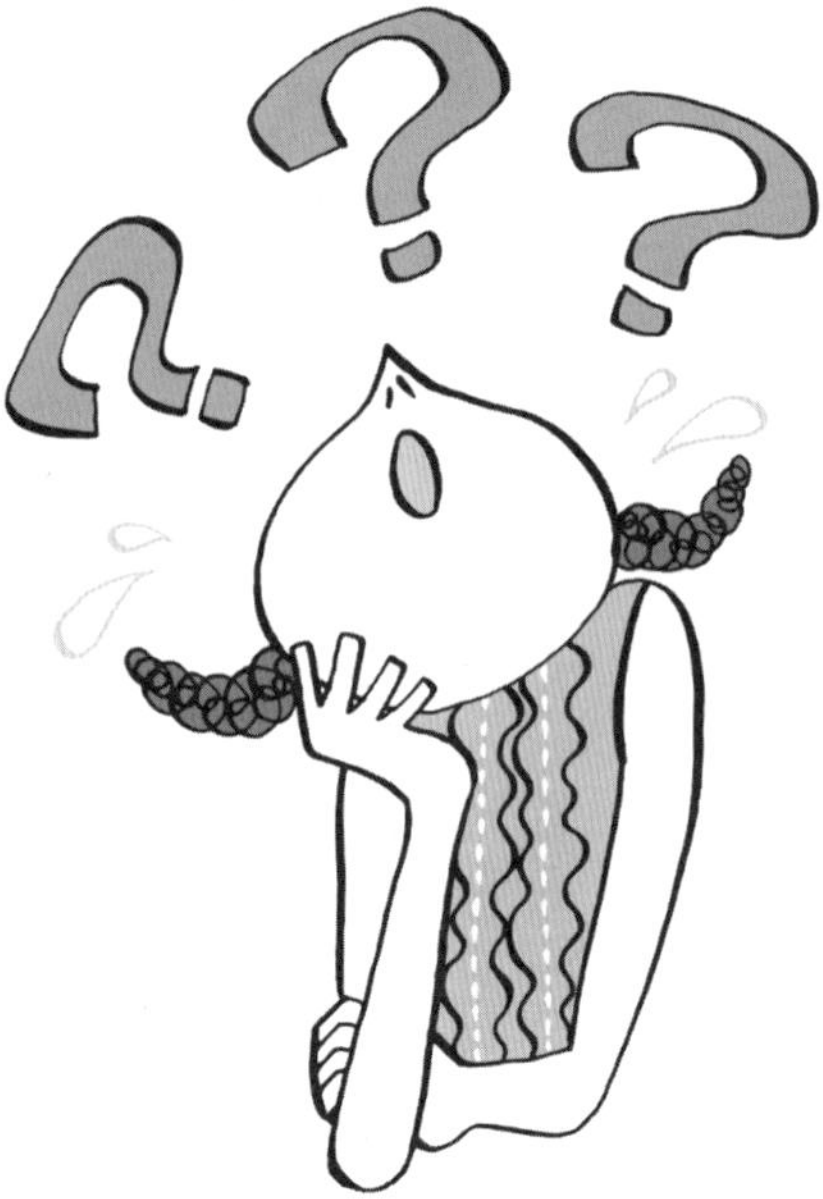

Q

減量がストップしています。
何がいけないのでしょう？

A

過去の日記を
読み返してみましょう。
そして、今の
ダイエット内容の確認
をしてください。

「一生懸命ダイエットしているのに、なかなか体重が減らないなぁ……」

こういうスランプに陥ったら、自分ひとりで悩んでみても、人に質問してみても納得のいく答えは得られないものです。

そこで最高の解決法というのが、**日記を読み返す**ことなのです。スランプ脱出のカギは、なんとそこにあるのです。

特に2カ月目以降は、自分ではダイエットをしている気分でも、内容は知らず知らずのうちに、自分に甘く、ルールもゆるく変化していることが多いのです。自分ではダイエットをしているつもりの、**「ダイエット気分」がクセもの**なんです。

ですから、日記を読み返して、お食事の内容と、1カ月の中の痩せやすい時期はいつ頃だったかを確認してみましょう。あなただけのデータは、あなた自身の強力な味方です。

そして日記を参考にして、現在のお食事をもう一度見直してみましょう。スランプ突破のきっかけになってくれるハズです。それができたら、また気持ちを新たにして、**痩せやすい時期をねらって1週間、**リセットダイエットを実行してみてください。何度も言っていることですが、体重ってそんなに簡単にごろごろ落ちていくものじゃないのです。10キロ減らすには時間もかかるということを忘れないで！

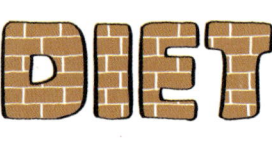

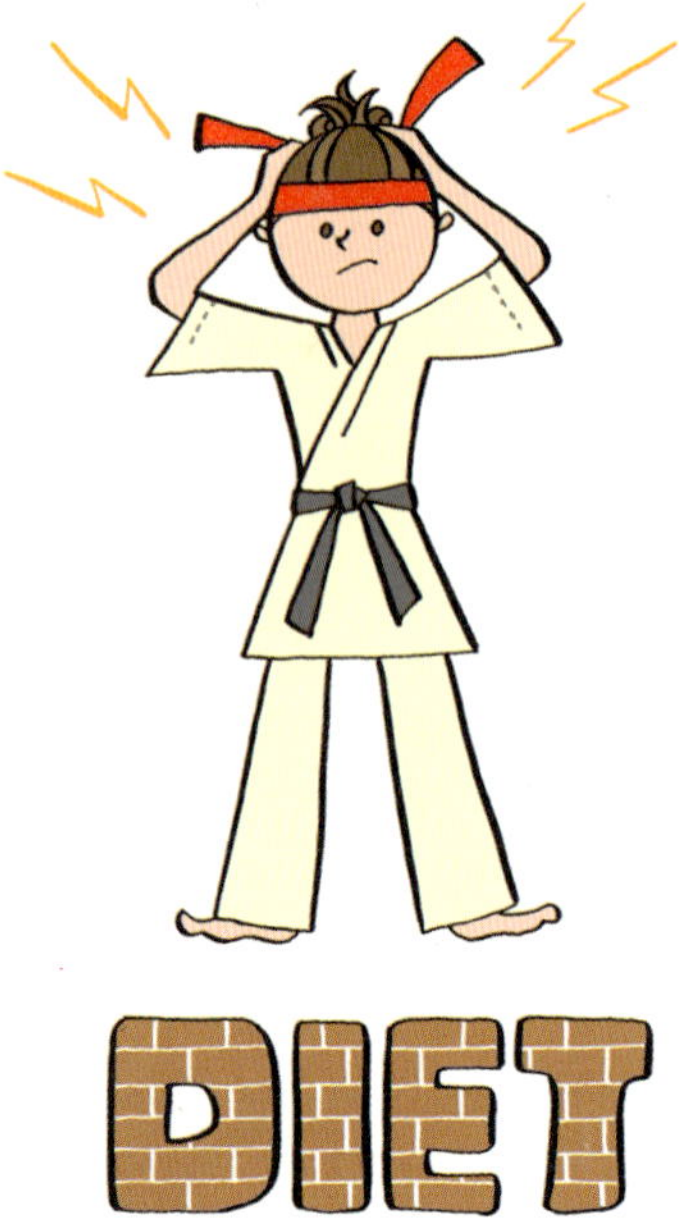

Q

なぜ「覚悟を決めて！」なのでしょうか？

A

あなたが、覚悟を決めてダイエットに専念するからこそ、大きな結果が出るのです。

この本のタイトルはなぜ「覚悟を決めて！」なのでしょうか。このリセットダイエット法は、覚悟を決めて1週間、プログラムを忠実に実行して、食習慣の問題点をリセットしつつ、短期で減量に成功することを目的にしています。

1週間を、ダイエットに専念するということは、覚悟も気合も必要です。だから、あなたが自分でスタートの時期を見極め、自分でゴーサインを出さなくてはいけません。当たり前ですが、スタートしないといつまでたっても痩せられません。

これはものすごく大事なことなんです。もう、どの章でお話ししてもいいくらい。だって、**ダイエットは自分との闘い**で、うまくいってもいかなくとも、だーれも困らないのです。ほかの人に代わりにスタートしてもらったところで、他人がキレイになって、「いいな〜うらやましー」と思うだけなんです。

あなたが、自分のモノにしたダイエット法を無駄にしないよう有効活用して、1キロ、また1キロと確実に減らし、早く目標体重に近づくようにしましょう。絶対にあきらめないで。あきらめてしまうと、そこで止まってしまいます。せっかく、少しずつあなたの理想に近づいているのに……本当にもったいないですよ。

今はまだ途中経過、ゴールはまだ先なのです。どこかでまた覚悟を決めてスタートさせないと、誰もあなたの代わりにゴールまで痩せてはくれないのです！

友達はあなたが痩せても太っても「カンケーない！」んです。

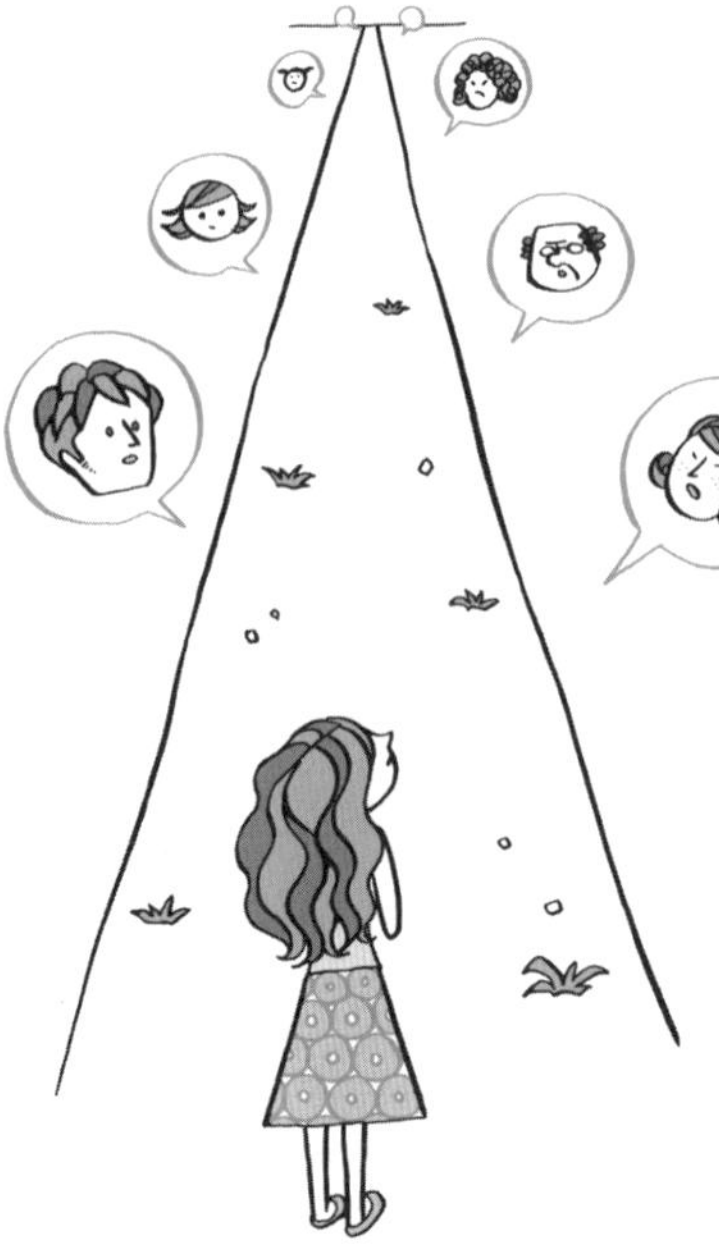

Q

友達が
「体に悪いから食べなよ」
と言います。ホント？

A

**あなたの目標体重は？
まだまだ遠かったら、
他人の言葉に
惑わされないで
くださいね。**

あなたがダイエットを始めてから、周囲の人たちの反応はいかがでしたか？「痩せたね〜！」とびっくりされたり、「キレイになったねー！」とほめられたりしたと思います。こういう友達の声は、ますますやる気にさせてくれます。

しかし、やっかいなのは「ゴハンを食べないと、体に悪いわよ〜」とか、「もう充分痩せているじゃない！」なんていう意見。明らかに、おデブゾーンの人にも「もうコレ以上、痩せなくていいよ」「体に悪いから食べなよ」なんて言う人がいるんですよね。

それはうのみにしないこと。「余計なお世話！」なんてムキになる必要はありませんが、にっこり笑ってサラリと受け流しましょう。正しいダイエットで、むしろ健康体に近づいているのだから大丈夫です。

周りの友達は、痩せないとマズイでしょうと思う相手がいても、本人に正直な意見を言うような**「余計な真似」**はしません。「全然、いいんじゃない！」と言うでしょうね。

長期間にわたる大幅な減量では、さまざまな人の言葉が、あなたの気持ちをあっちへこっちへと大揺れさせることも。でも、それに惑わされないで、わが道を進んでください！　**自分の体のことは、自分で責任を持ちましょう。**客観的に自分で判断できるよう冷静な目を持つことも大事です。

Reset DIET | ダイエットカルテ 7

あなたが憧れる人の写真を貼ってみませんか?
そして念じるのです、自分も痩せたら、
どんどんこのスタイルに近づいていくのだと。

LESSON 10

体重をキープするために

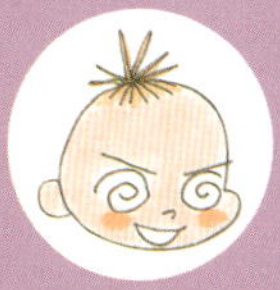

単純だけど、毎日、鏡を見るとよくわかる。
同じ45キロでも、むくみ顔の太めの45キロと
すっきり45キロの時があること。体に敏感になって
毎日、違う自分を愛してあげるとキレイな自分を
キープできる。みんな、ナルシストになりましょう。

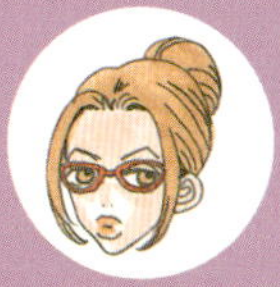

そう！　リアルな自分を見ることが
大事ですね。そのためには鏡は必需品！
全身が映せる大きなものや手鏡など、
等身大の自分を見て向上心を持つことが美意識の原点。
キレイになることに欲張りになりましょう。

赤信号になる前の黄色信号で行動開始!

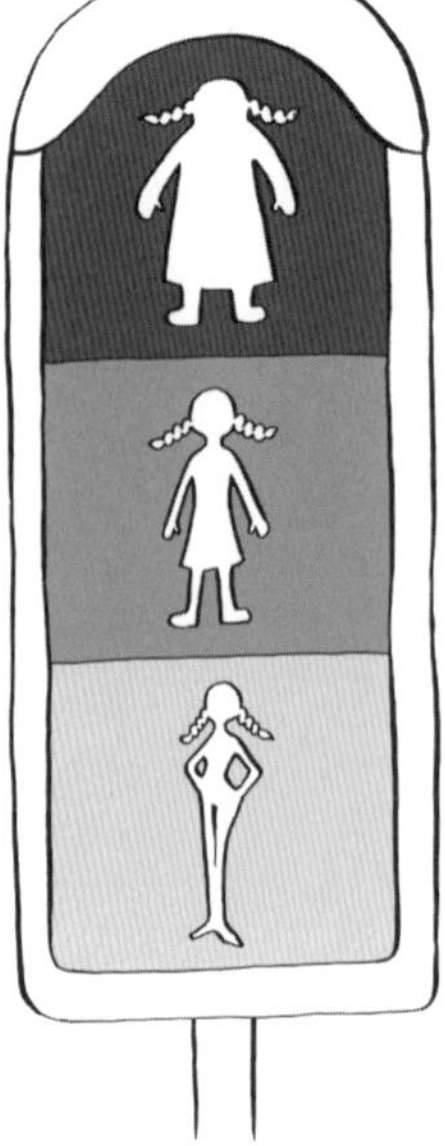

Q 簡単な体重のコントロール方法とは?

A まずは毎日体重を測ること。そして、自分の体の変化に敏感になることです。

「これから、一生ダイエットを続けなければいけないのですか？」、ダイエットを指導して成功した人から、よくこんな質問を受けます。

もちろん、答えは「ノー」です。そしてこう続けます。「体重を減らすための厳密な食事を続ける必要はありません。でも、体重を維持するための努力は必要ですよ」と。せっかく、あなたをゴキゲンな気分にする体重になったからには、その体重をキープするために、習慣化したい体重コントロール術を身につけましょう。

体重をキープするために、ふたつのコツをお教えします。

ひとつは、**体重の増加を2キロまで**にすることです。体重のボーダーラインをしっかりと決めて、そこから少しでもオーバーしたら「非常事態宣言」をして、脱出行動をとりましょう。詳しい方法は次の項でお話ししますね。

ふたつ目は、**サイズチェックができる服**を持つことです。お気に入りのピッタリめの服で、マメに自分の体型の変化を確認しましょう。サイズがちょっと変わったらボタンが留まらないとか、なるべく体型がはっきりとわかる服でシビアにチェック。体重が増え始めたり、ジャストサイズの服がキツくなったり……。

このふたつのどちらかでも**黄色信号がともったら、**赤信号になる前にさっさと行動開始です。

体重の増加は2キロが上限。早めの対処が肝心。

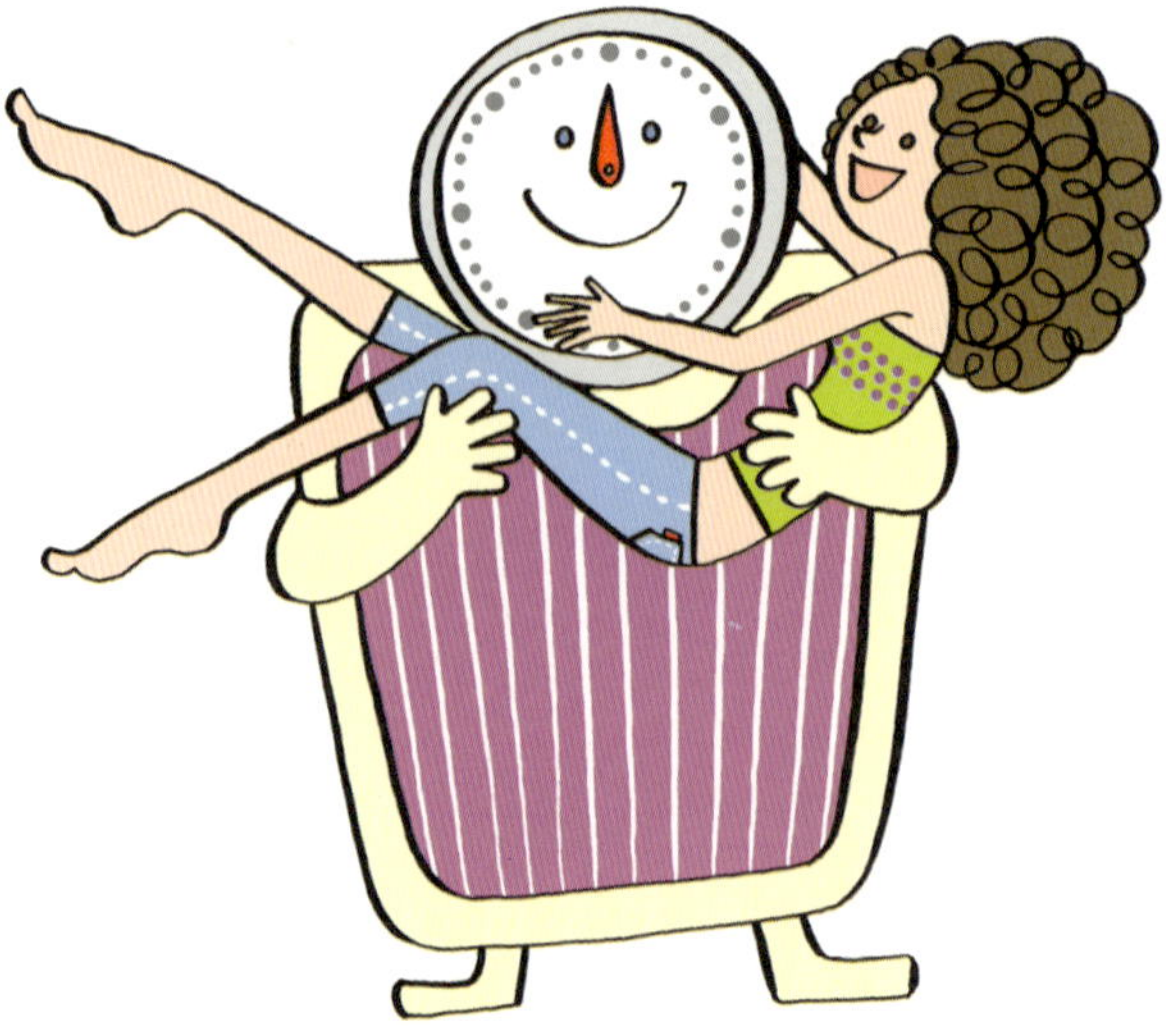

Q

増えた体重は、
なぜ早めが
戻しやすいのでしょう？

A

一気に増えた体重は
いきなり脂肪化しません。
でも、放っておくと
〝身〟になるんです。

LESSON 10「体重をキープするために」

体重の増加の目安はなぜ、2キロまでなのでしょうか。もし、体重の増加を放っておいて、あれよあれよという間に5キロ！　体重が増えてしまったら、あなたはその体重を減らすために、また1カ月頑張るのですか？

え〜っ、また1カ月もダイエット〜！　イヤでしょう？

いつもと違う食生活をして、短期でドドッと体重が増えてしまうことがあります。旅行などがいい例ですが、そのまま放っておくと、どんどんと「身＝脂肪」になってしまいます。でも、早い対処法で減らすのなら、とても簡単に元の体重に戻せるのです。なぜなら、**一時的に増えた体重は、まだ、全部が脂肪化してない**からです。

私は一時的に増えた体重を、減らすための手段はリセットダイエット法だけにこだわらず、**あなたのやりやすい方法**を使ってかまわないと思っています。週末だけのジュースダイエットをしてもいいし、お風呂やサウナに入って汗をたくさんかいて体重を減らすことも有効。〝身〟になる前に、即、行動です。

ただし、あくまでもこれらの方法は、体重維持のためと考えてください。もし極端に体重が増えてしまったら、早めにダイエットプログラムを実行してください。同じことを繰り返したくない方は、毎日体重を測ることが大切です。日々管理するなんて大変だと思われるかもしれませんが、**それが結局、いちばんラクな道なのです。**

ベスト体重でキレイに着られる、サイズチェックの服を1着持とう。

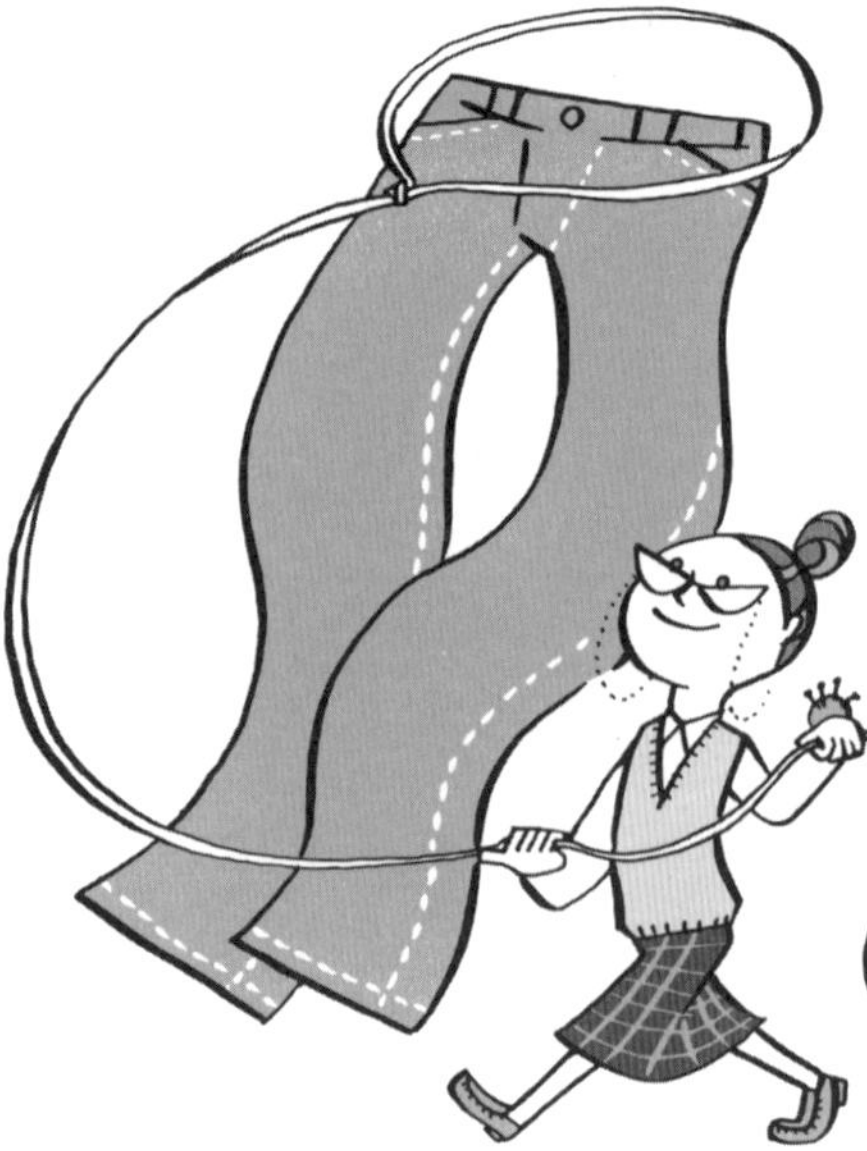

Q
サイズチェックに
適した服とは、
どういうものですか？

A
**あなたが気に入って、
日常よく着る服で、
ジャストサイズのもの
がいいですね。**

あなたはファッションにこだわりをお持ちですか？　例えば、「○○の26インチのデニムしかはきたくない」など。こういった美意識は、できるだけ持っていたほうがいいと思うのです。「好きな洋服をキレイに着こなしたい！」というオシャレ心は、体重キープにもスタイルキープにもとっても役立ちます。

理想体重に届いたら、ジャストサイズのお気に入りの洋服を買いに行きましょう！

体重がちょっと増えたら、ジャストサイズの洋服はモロわかりますからね。体重が変わらなくても「あれっ？　今日はキツイな」なんて感じられる日もあるかもしれません。こういった場合は、体調の変化が関係していることもあるのです。むくみによるサイズアップだったり、便秘によるお腹のはりなど。

サイズチェックができる服を決めると、体重や体型の変化はもちろん、体の微妙な変化も知らせてくれる**バロメーターになる**のです。私の場合のサイズチェック服は、blondyのデニム。サイズはXSです。股上がすごく浅く、ちょっと**腰回りにお肉**がついてもヤバイことに。デニムは、長くはきつづけていると、「これって、のびのびジーンズ!?」というくらい、サイズが変わることも。私はたまに同じモノを買い、新しいほうをサイズチェック服にして気を引き締めています。

もう二度と太らない！　と強く心に決めよう！

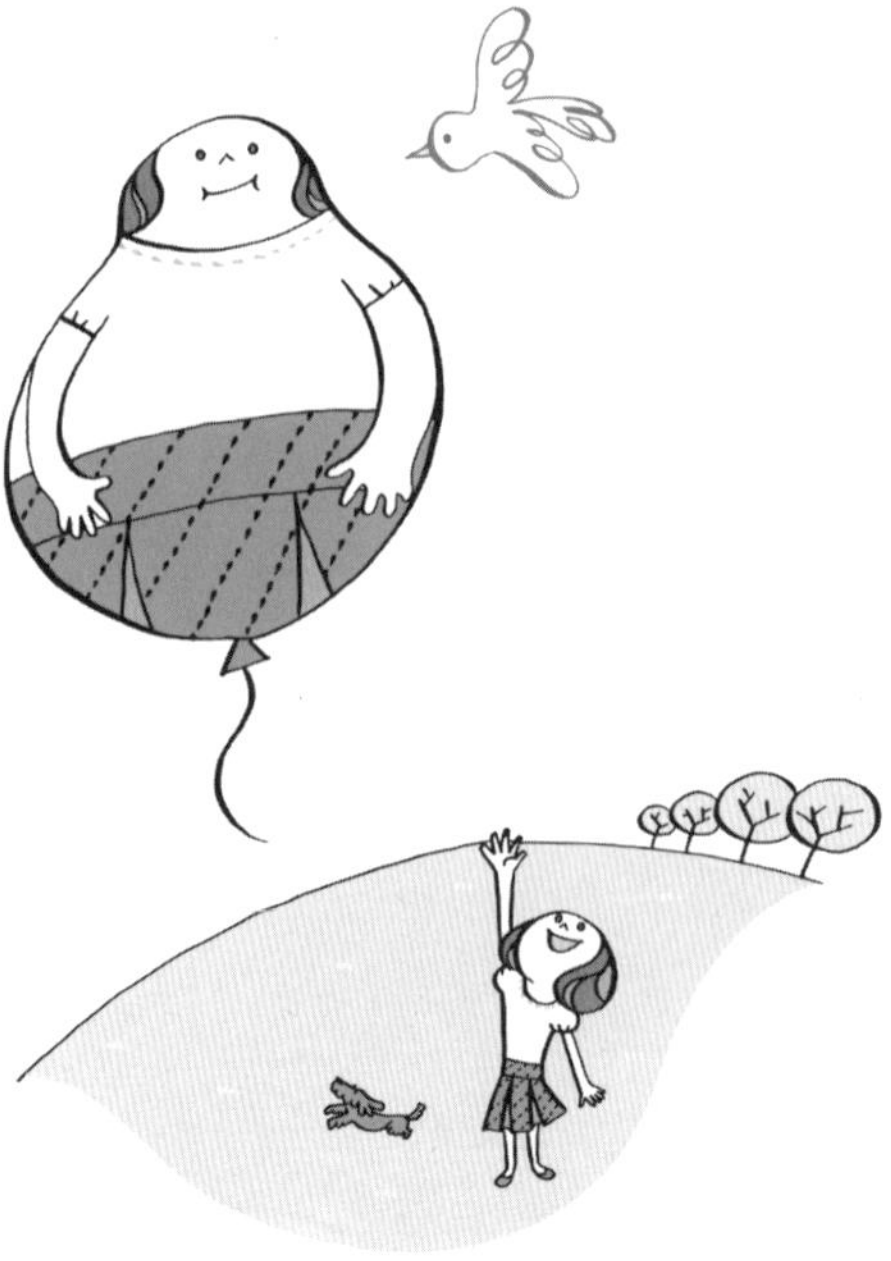

Q

もう二度と
太らないためには
どうしたらいいですか？

A

もう二度と
太りたくないと願いつつ、
Lesson11の
ダイエット7カ条を
何度も読んでください。

理想体重になったあなた、本当に強い意志でよく頑張りましたね。このダイエット体験はこれからのあなたの人生に、大きくプラスの影響を与えてくれるハズです。

ダイエット前に、痩せるメリットを考えてみましたよね。あなたは、痩せてからどれだけたくさんのメリットを実感できましたか？「理想体重を保つことは人生の幸せの80％は手に入れたようなもの！」の意味は納得できましたか？

まだまだの方も、このダイエット成功をきっかけに、今まで自分に自信が持てなくてちゅうちょしていたことを、積極的に楽しんでみてください。恋愛や仕事、オシャレ、痩せてからの生活を充分に楽しむ。そうすると「80％の幸せ」の意味が見えてくるのです。そして、頑張ったあなたへ、私から最後に伝えたいメッセージを。

覚えていますか？「必ず痩せる」と強く願えば、早く目標に近づくと言ったことを。同じように**「もう二度と太らないぞ！」と強く決心する**と、願いは叶えられます！

ダイエット前よりも鏡を見る回数が増えたでしょう？毎日キレイになった自分を確認して、今の自分をキープしようと思うことがキレイでいる最大のコツなのです。全然、大変なことではありません。**毎日、鏡を見て確認するだけ**なんですから。あなた自身が、いつまでもステキなあなたでいるために！

LESSON 11

忘れないで！ ダイエット7カ条

それでは最後にダイエットに成功した方も、まだダイエットの途中経過にいる方も、あなたが心地よいと思う体重をキープし、体重のコントロールをするために、忘れないでいただきたいダイエット7カ条をお伝えしましょう。

1 毎日体重を測ること。

朝起きた直後と、夜寝る前の2回測るのがベスト。体重計は100グラム単位で表示できるものがいいですね。毎日測ってメモをとる習慣をつければ、体重変化はもちろん、1カ月中のホルモンバランスと体重との関係も認識でき、痩せやすい時期、痩せにくい時期のバイオリズムが簡単に把握できるようになるでしょう。

2 体重の増加は2キロにとどめること。

外食が続いたり旅行に行ったりと、体重が増えたかな？　と感じたら、ボーダーラインは必ず2キロ増！　までにとどめて、さっさと体重を戻しましょう。まず、お食事内容を見直して週末のプチダイエット、運動量を増やす、サウナに行って汗をかくなど、早めに対処すればするほどウエイトダウンは簡単です。

3　ダイエット日記は必ず保管しておくこと。

再びダイエットにチャレンジする時、週末のプチダイエットをする時、どんなタイミングを見計らってスタートするのがいいか？　どんなダイエットメニューの時が痩せたか？　その答えが知りたかったら、必ず日記を読み返してみましょう。あなたにいちばん効果的な情報は、ダイエット日記の中に詰まっています。世界にひとつしかないあなただけの大切なデータです。必ず保管しましょう。そして、たまに見直してみて！　頑張った時のあなたを思い出せるから。

4　体重が減らない時も決してあきらめないこと。

体重が減りやすい時期も、体重が減りにくい時期も必ずあるのです。ダイエットスランプに陥ったり、せっかく減った体重が多少リバウンドしたからといってあきらめてしまうとそこでダイエットは終了です。体重はいきなり5キロ、10キロと減ったりしません。1キロまた1キロと少しずつ数字を刻むように減り、ダイエット継続の結果が5キロ減、10キロ減という数字に結びつくのです。どんなダイエットにも「絶対」という言葉はありませんが、たったひとつ、「絶対」にダイエットを成功させる秘訣があるとすれば、それはあきらめないこと。あきらめなければ、必ず理想体重に届くのです。

5 美意識を高く持つこと。

美意識を高く持つことは、あなたをダイエット成功へグーンと近づけ、今後のスタイルキープにも大きく役立ってくれます。しかし、美意識とはあなたが自分自身でしか創り上げることができないモノ。あなたが自分で意識をしないと磨かれません。ダイエットを試みて「もっとキレイになりたい！」という願いを持っている方は、美に対しての向上心があるハズ。この向上心こそが大切な、美意識の種なのです。その種を大切に育ててどんなスタイルになりたいのか、どんな洋服を着こなしたいのか、心の中にあなたが目指す、美へのイメージを思い描いてみましょう。美しさに憧れたら素直に努力するべきです。美しくなることに一生懸命になっていいのです。

6 鏡を見ること。

顔だけではなく、全身が映せる鏡で、毎日体型や姿勢をチェック。

体重が増え始めると、鏡に映る自分のリアルな姿を見たくない！　なんて気分になる人も多くなります。だからこそ、毎日鏡で自分の姿をチェックして、太る前に対処するのです。ベストな状態を確認していると、太らないぞー! という意識も高くキープできます。

そして、鏡を見て背筋を伸ばし、姿勢を正すよう心がけましょう。姿勢が正されると、自然と下腹部は引っ込み、背中に贅肉がつくのを防いで、歩き方もキレイに! 美人度がさらにアップされます。

7 ベストスタイルをチェックするための洋服を決める。

あなたが望む、体重やスタイルをキープするために、日常的に簡単にスタイルチェックができる洋服を選びましょう。これはあなたのお気に入りで、なおかつ体にピッタリした形のものを選ぶべきです。スカートはウエストサイズのチェックに適していますし、ジーンズやパンツなどは下半身のサイズチェックができるのでオススメです。お気に入りの服だったら頻繁に着ますからね。そして、この服がキツくなったら要注意。また、スッキリと着こなすために行動を開始!

放っておくと、着られなくなってしまいますよ〜! いつまでも、好きな洋服をさらりと着こなせる若々しさを保つためにも「1枚は持とうチェック服!」

ダイエット日記

日付	朝食&間食	昼食&間食	夕食&間食	体重 朝測定／夜測定
／				kg kg
	メモ:			
／				kg kg
	メモ:			
／				kg kg
	メモ:			
／				kg kg
	メモ:			
／				kg kg
	メモ:			
／				kg kg
	メモ:			
／				kg kg
	メモ:			

Reset DIET

ダイエット日記

日付	朝食&間食	昼食&間食	夕食&間食	体重 朝測定／夜測定
/				kg kg
	メモ：			
/				kg kg
	メモ：			
/				kg kg
	メモ：			
/				kg kg
	メモ：			
/				kg kg
	メモ：			
/				kg kg
	メモ：			
/				kg kg
	メモ：			

日付	朝食&間食	昼食&間食	夕食&間食	体重 朝測定／夜測定
／				kg kg
	メモ：			
／				kg kg
	メモ：			
／				kg kg
	メモ：			
／				kg kg
	メモ：			
／				kg kg
	メモ：			
／				kg kg
	メモ：			
／				kg kg
	メモ：			

Reset DIET

ダイエット日記

日付	朝食&間食	昼食&間食	夕食&間食	体重 朝測定／夜測定
／				kg kg
	メモ：			
／				kg kg
	メモ：			
／				kg kg
	メモ：			
／				kg kg
	メモ：			
／				kg kg
	メモ：			
／				kg kg
	メモ：			
／				kg kg
	メモ：			

体重折れ線グラフ

※体重計はできるだけ、100グラム単位で表示するものを使いましょう。
※体重は朝と夜、2回とも記録しましょう。

［kg］

／ ／ ／ ／ ／ ／ ／ ／ ／ ／ ／ ／ ／ ／ ［日付］

朝 夜 朝 夜 朝 夜 朝 夜 朝 夜 朝 夜 朝 夜

RESET DIET

体重折れ線グラフ

[kg]

／朝 ／夜 ／朝 ／夜 ／朝 ／夜 ／朝 ／夜 ／朝 ／夜 ／朝 ／夜 ／朝 ／夜